Let's ask a doctor mental health

心のお医者さんに聞いてみよう

「摂食障害」からわが子を救う本

正しい理解と回復への方法

獨協医科大学特任教授
埼玉医療センター 子どものこころ診療センター長
作田亮一 監修

大和出版

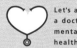

はじめに

摂食障害とは「必要な食事をとらない」「食欲をコントロールできず過食をつづける」など、食に関する問題行動が生じる病気です。どの年代でも起こりますが、体型や人の目が気になり始める思春期に多く発症します。

お子さんが摂食障害になると、「育て方がわるかったのだろうか」と自責の念にかられる親御さんがいます。しかし、摂食障害はどんな家庭でも起きる可能性があります。子育てのせいではありません。夏だからちょっとやせなくちゃ、とダイエットを始め、がんばりすぎた結果、摂食障害になり、心身ともに病的になっていく。驚くほど簡単なきっかけで起きる病気なのです。10代の体は、将来の健康の土台になります。摂食障害により栄養が絶たれることで、将来の人生に多大な被害が及ぶことがあります。

摂食障害は、早期発見・早期治療が欠かせません。そして治療のカギを握るのが、家族の「必ず病気からわが子をとり戻す」という強い意志です。

お子さんの食事の拒絶、親への強い反抗、不可思議な言動は、摂食障害という病気がもたらすものです。栄養をとれるようになると状況は改善していきます。

今回、家族の方が摂食障害への理解を深め、わが子を回復に向かわせるための方法を記しました。本書が摂食障害と闘うご家族の支えとなることを祈っています。

獨協医科大学特任教授、埼玉医療センター子どものこころ診療センター長
作田亮一

CONTENTS

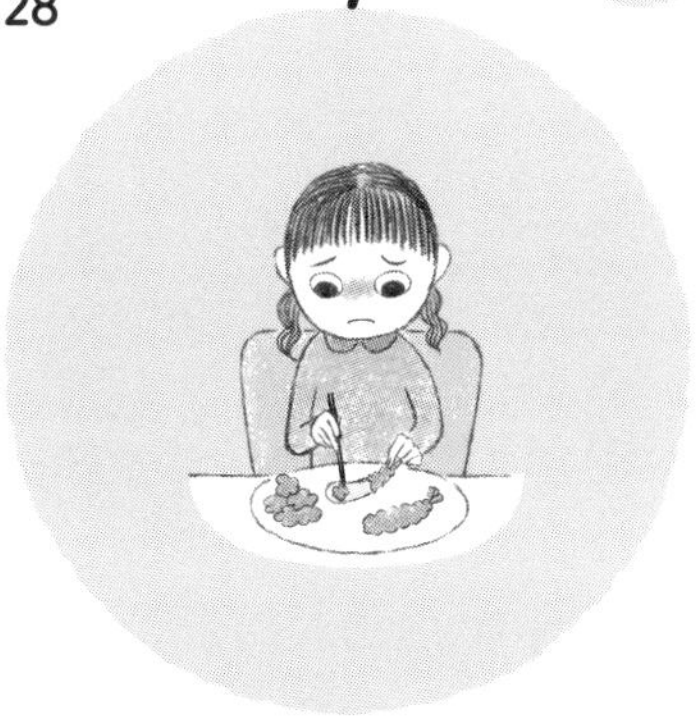

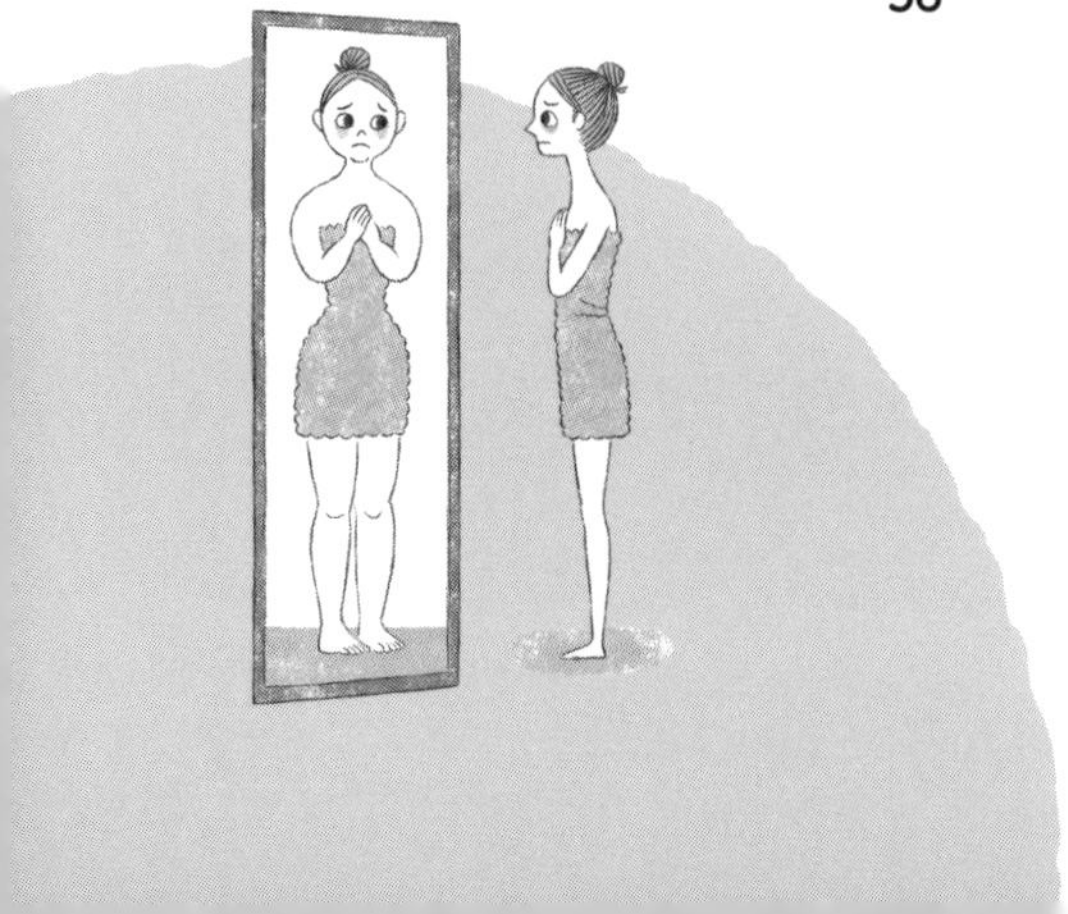

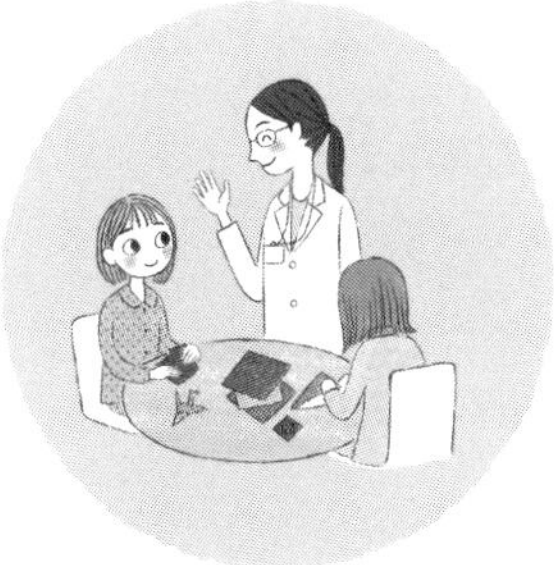

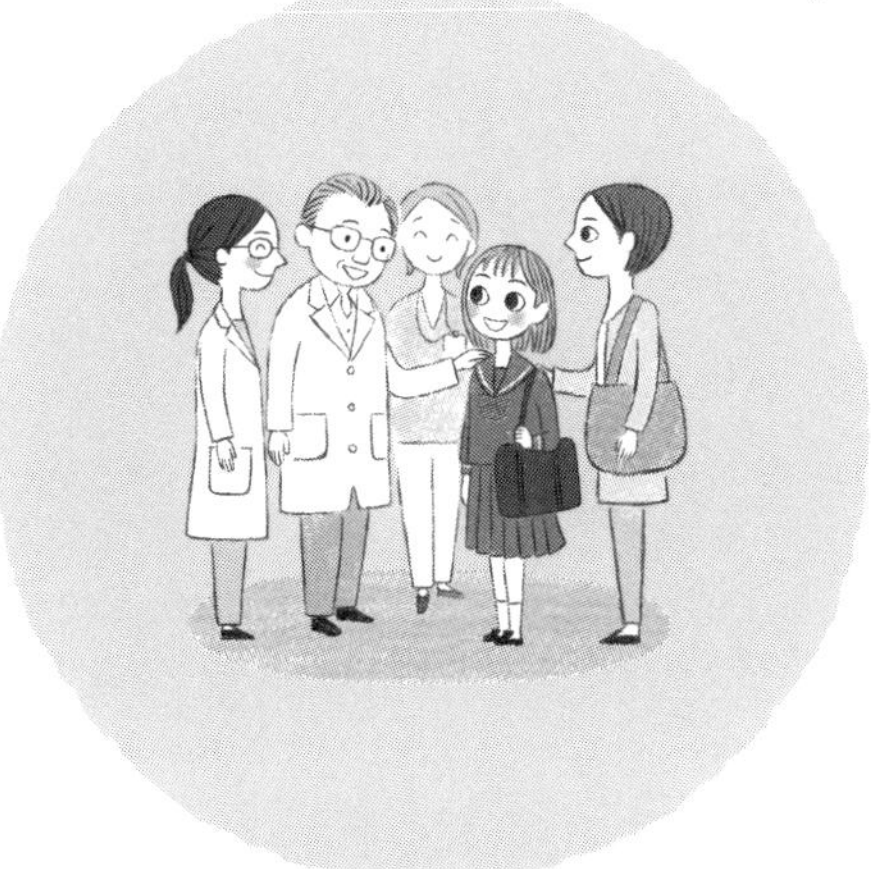

Part4
家族のかかわり方
家族の手でわが子を摂食障害からとり戻す――75

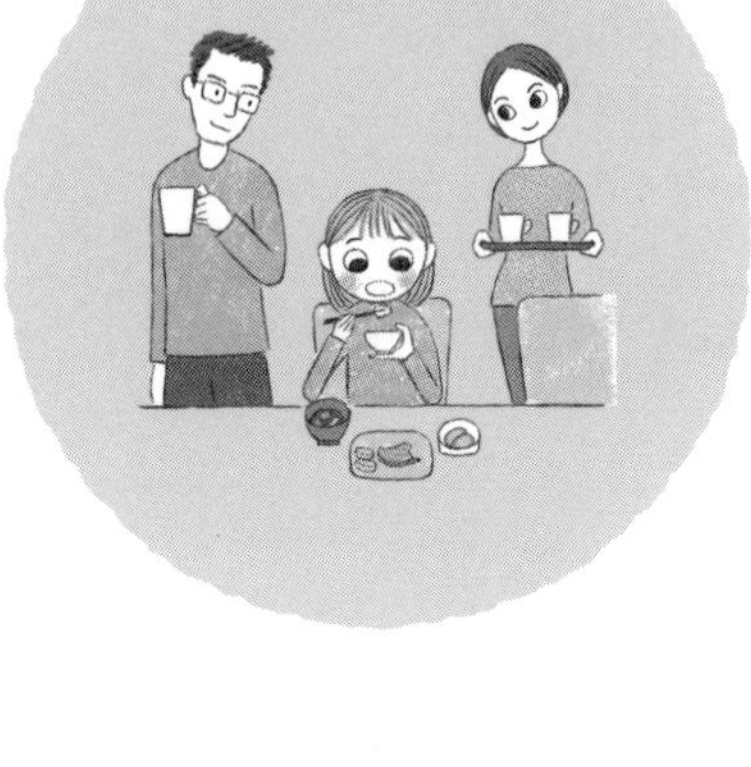

イラスト●片山智恵
デザイン●酒井一恵

Part 1

育て方のせいではない

じつは食べたいのに
食べられない病気

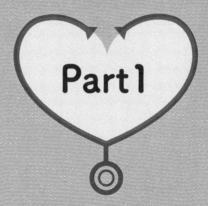

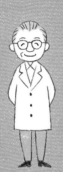

摂食障害は「やせたい」という気持ちから始まる
やせ症・過食症だけでなく、
「やせたい」願望がなくても食べられない病気もあります。
近年、低年齢化が進み、小学生にも見られます。
まずは多様なケースと言動のサインから
摂食障害を理解していきましょう。

ささいなことで食べたいのに食べられなくなる病気

家庭などに問題がなくても起きる

摂食障害は思春期に多く表れ、親の育て方の問題で生じると誤解されがちです。しかし原因探しをすべきではありません。ささいなことがきっかけとなり、誰にでも起こります。
「食べたくない」から食べないのではなく、太ることへの恐怖から「食べられなくなる病」です。

Case A

神経性やせ症
➡神経性過食症

ダイエットをがんばっていたら、数年後には体がボロボロに……

中学1年生

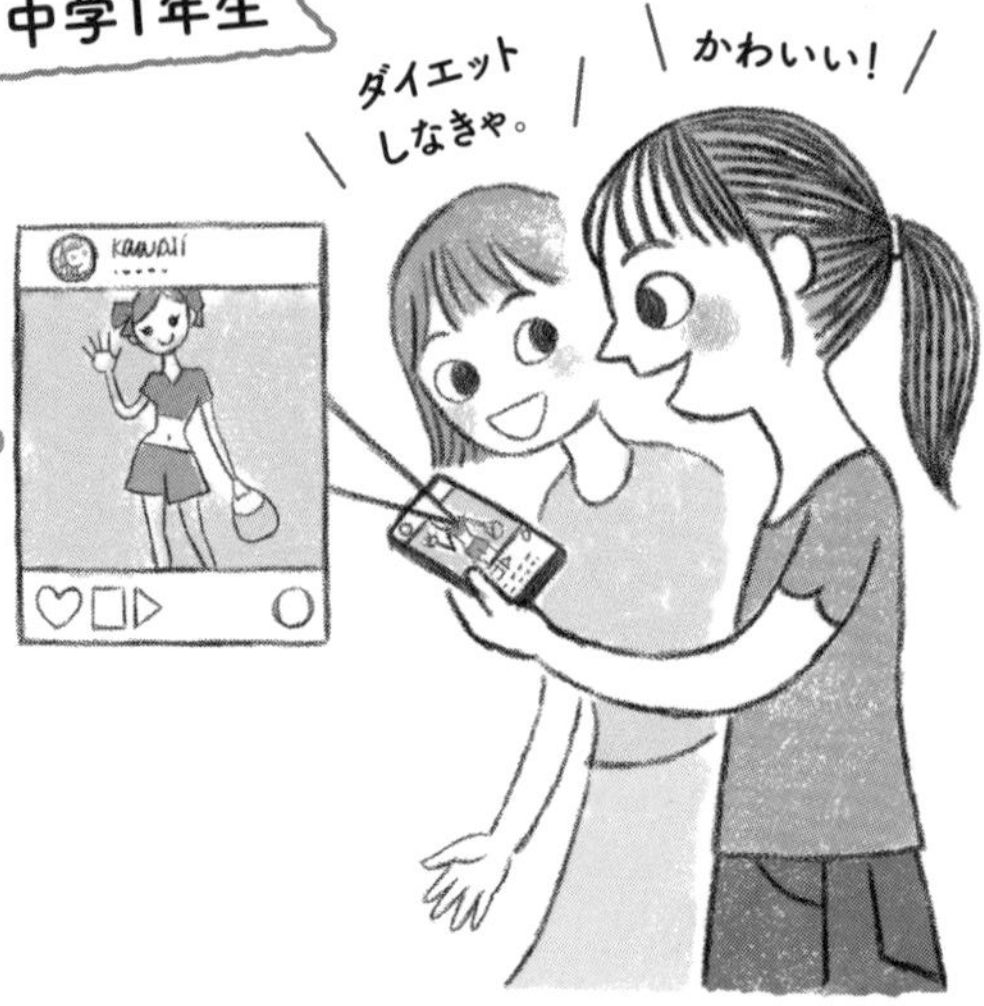

友だちと一緒にがんばろうと決め、報告し合うことに。

きっかけ

「夏だから」でダイエットにはまる

少しおなかが見えるショート丈のトップスが着たくて、夏になるまでにやせようと決めた。友だちとその日食べたものや朝晩の筋トレを報告し合っていた。

拒食と過食をくり返しながら、体はやせ細っていく

体重が減ることに手ごたえを感じ、カロリー制限を徹底。100gでも体重が増えると恐怖を感じるように。しかし、ひと口食べた甘いものが引き金となり、むちゃ食いする日も。罪悪感を覚え、吐いてはまたカロリー制限を再開。

学校でもダイエット用のスムージーしかとらない。

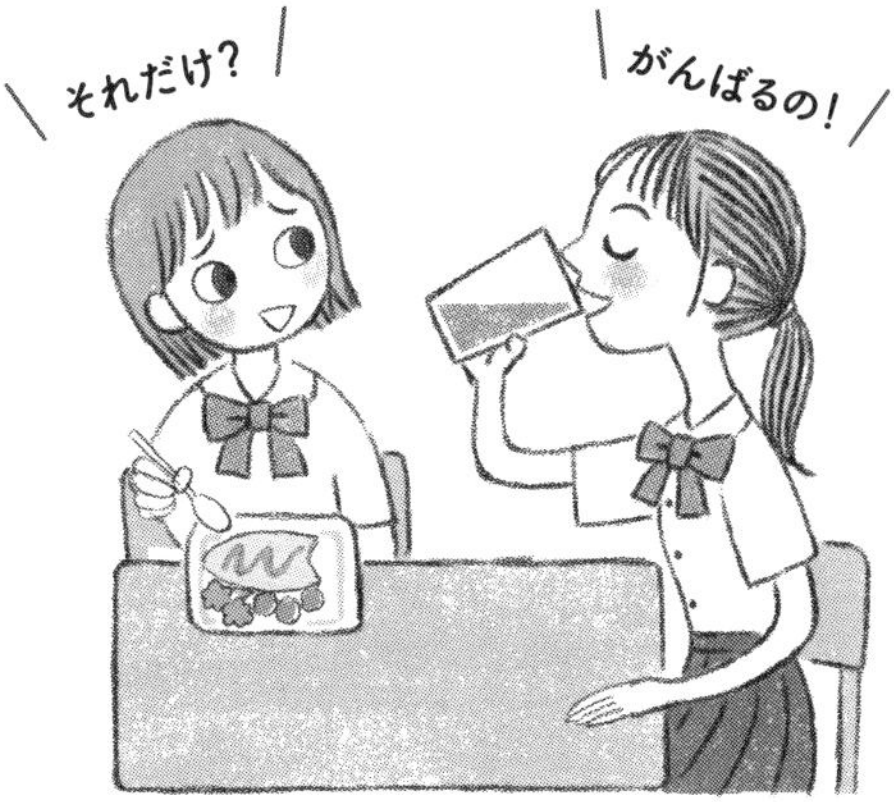

神経性やせ症（摂食制限型）→P30

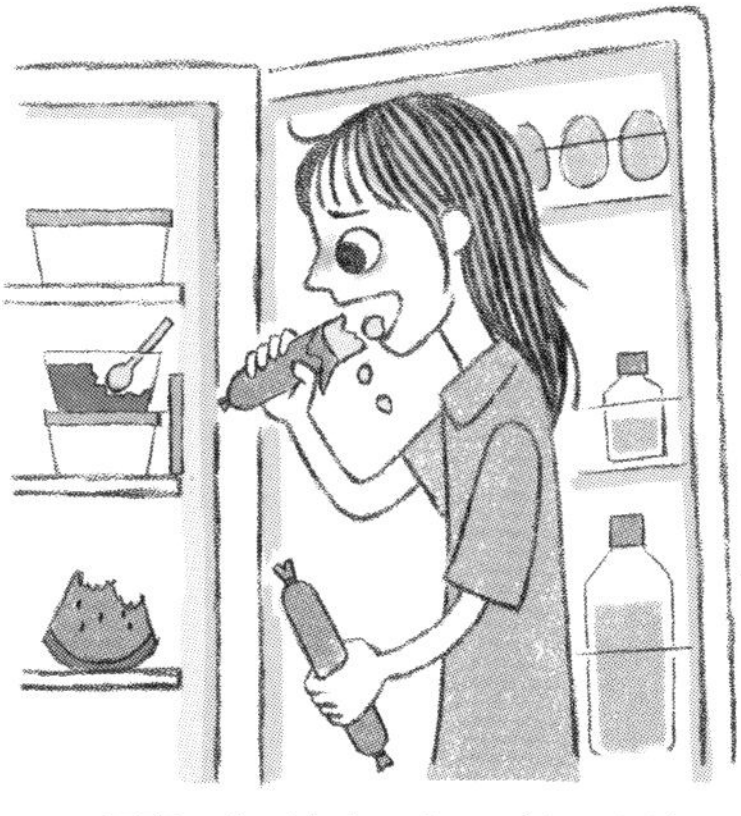

昼間に食べたクッキーがきっかけとなり、真夜中に冷蔵庫をあさり始める。

神経性やせ症（むちゃ食い・排出型）→P30

高校2年生

「食べたい」気持ちが暴走。大量に食べては吐く生活に……

やせぶりを周囲に心配され、中学3年生になり通院開始。医師の指導のもとで、体重は増えたが、今度は過食が止まらなくなる。太ることへの恐怖はぬぐえず、食べては嘔吐する日々がつづく。

口に指を入れ無理やり吐くこともしばしば。

胃酸の逆流によってむし歯になり、歯が抜けてしまうことも。

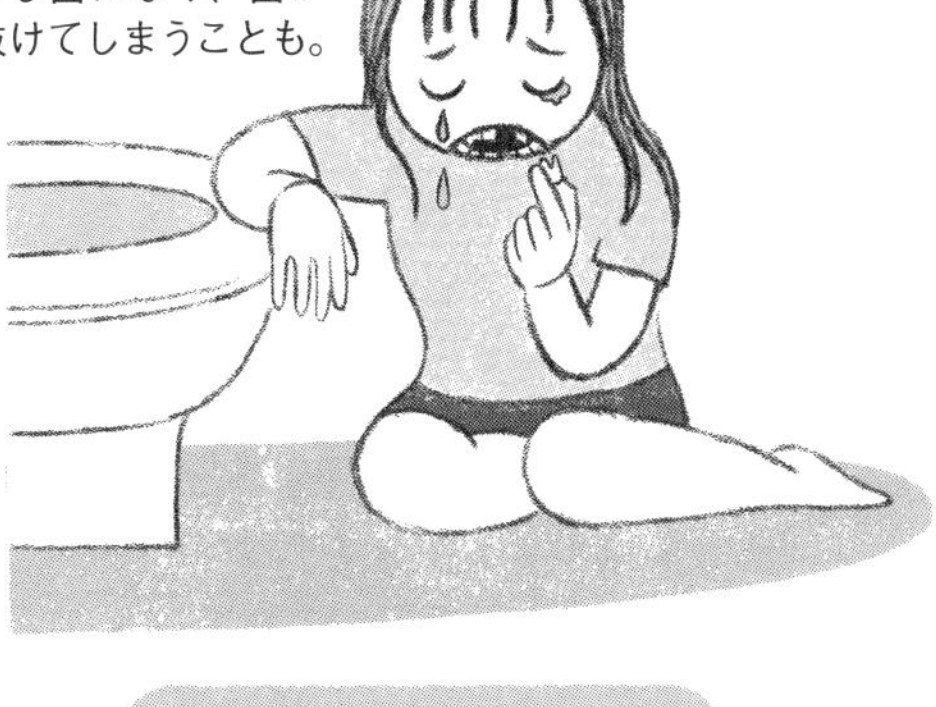

神経性過食症→P30

Case B

神経性やせ症

「やせたい」という気持ちはすでに小学生から

小学5年生

同級生から「顔丸い！」。その日から食事は半分に

同級生男子から「顔丸い！」とからかわれ、食事を半分に減らすことに。フライはダメ、脂身はダメ、と禁止する食べものが増えていく。目標体重はクリアし、顔もほっそりしたが、食事制限をやめられなくなる。

神経性やせ症
（摂食制限型）→P30

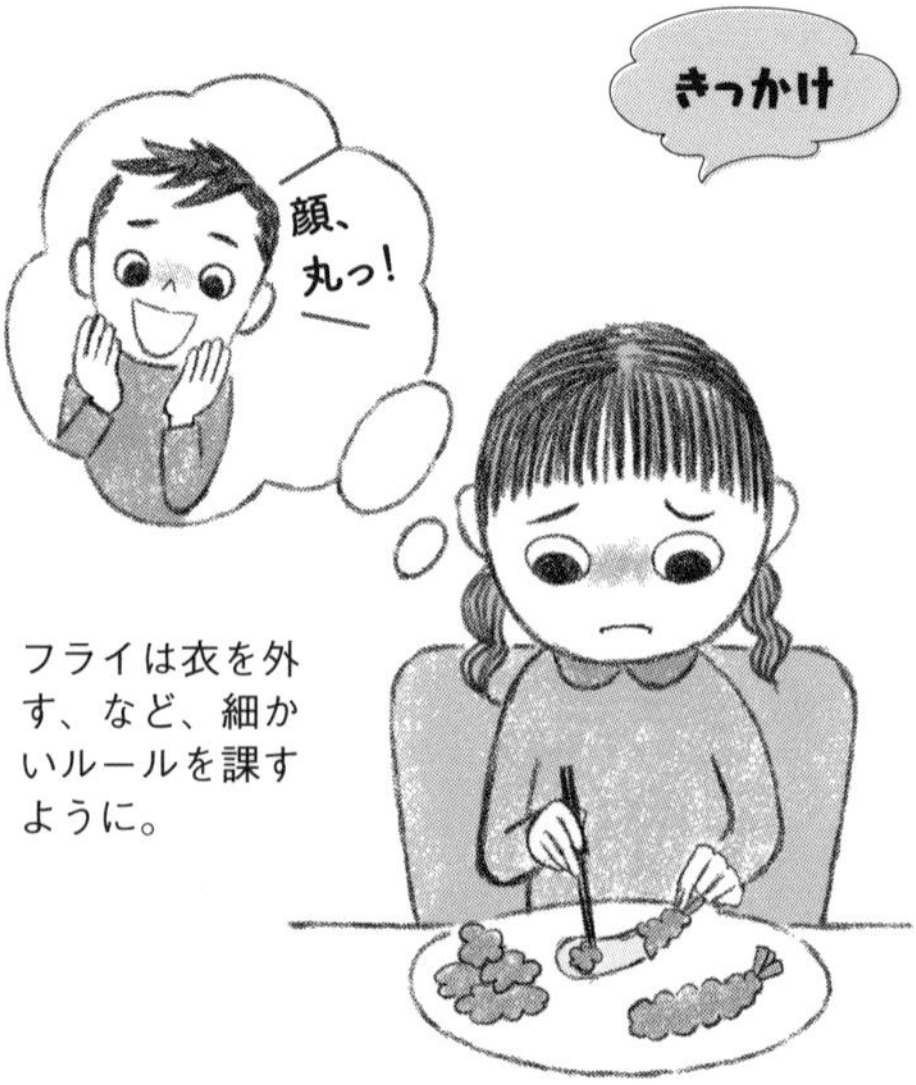
きっかけ
顔、
丸っ！

フライは衣を外す、など、細かいルールを課すように。

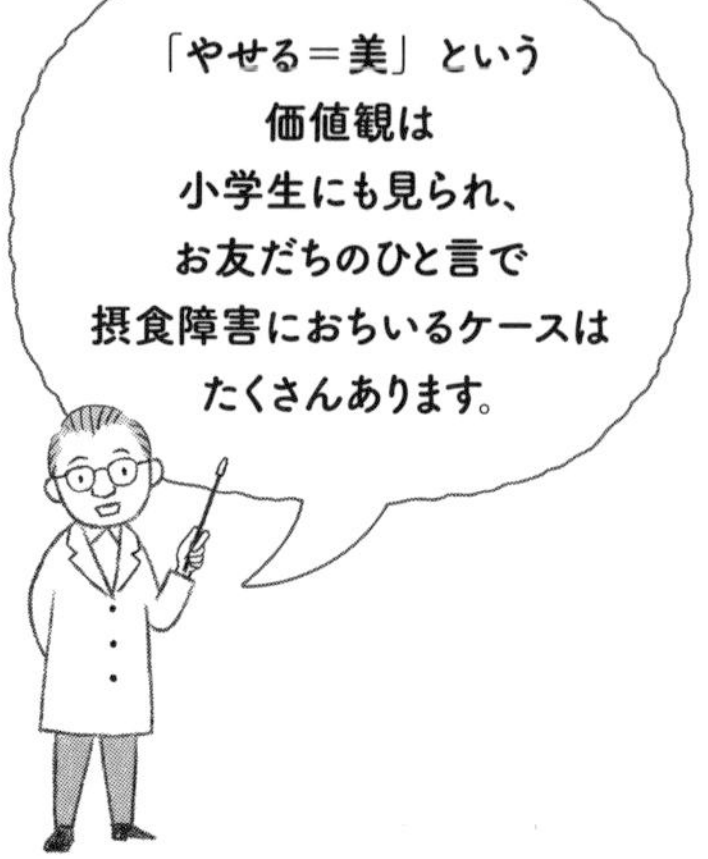
「やせる＝美」という
価値観は
小学生にも見られ、
お友だちのひと言で
摂食障害におちいるケースは
たくさんあります。

母娘ダイエットがきっかけに……

中学１年生の女の子。母親とダイエットを始めました。母親は１か月で挫折しましたが、娘はがんばりつづけました。月経が止まっていることから摂食障害が判明。毎日一緒にいる家族は、体重が減ったことに気づけないことも多く、後になって「あのダイエットがきっかけだったのか」と気づくケースも。

Case C　神経性やせ症➡神経性過食症

部活をがんばるために、ダイエットにとり組み始め……

中学2年生

タイムが落ちてきたので、体重を減らすことに必死

陸上部の短距離走者。体重増加も、タイムがのびない原因に。コーチから「体が重くなった」と指摘され、必死にダイエットにとり組んだ。体重は減り、達成感を覚えるようになると、ダイエットをやめられなくなってしまった。しかし、タイムはのびず部活がつらくなった。

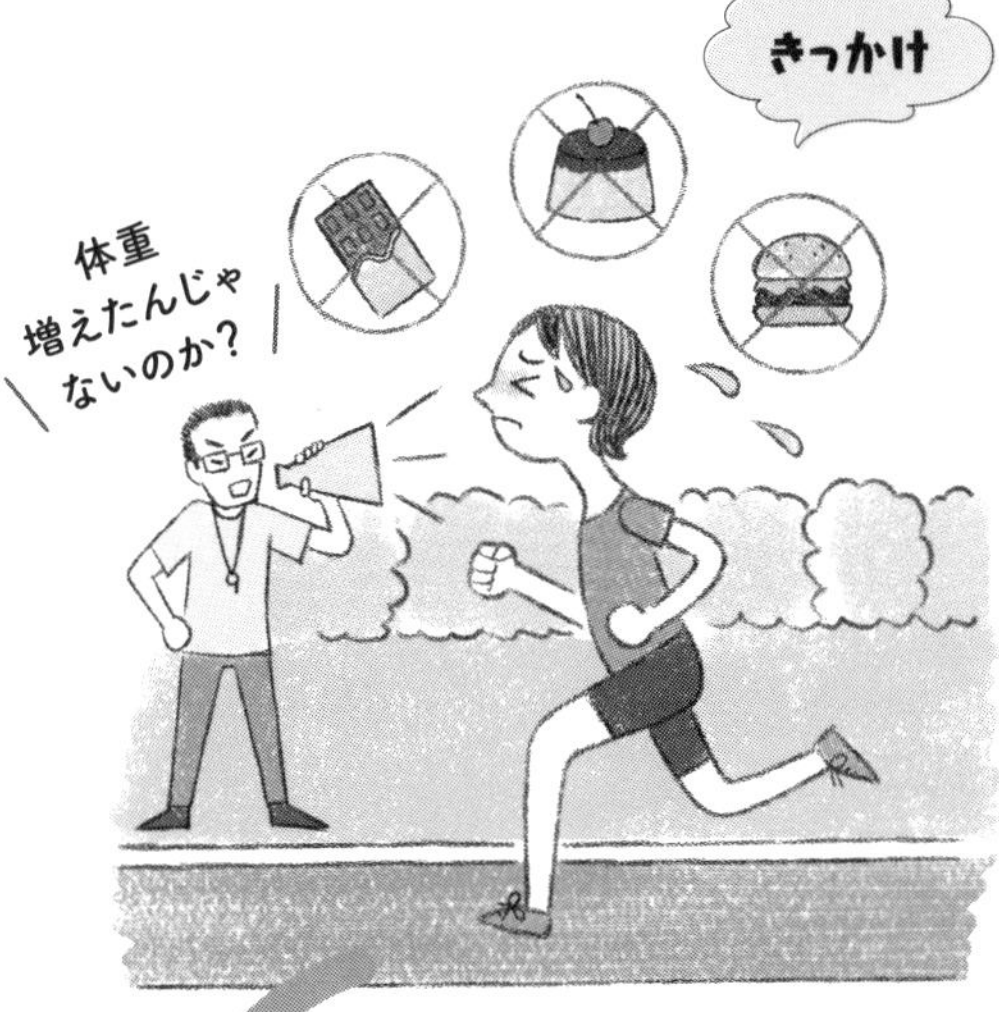

神経性やせ症
（摂食制限型）→P30

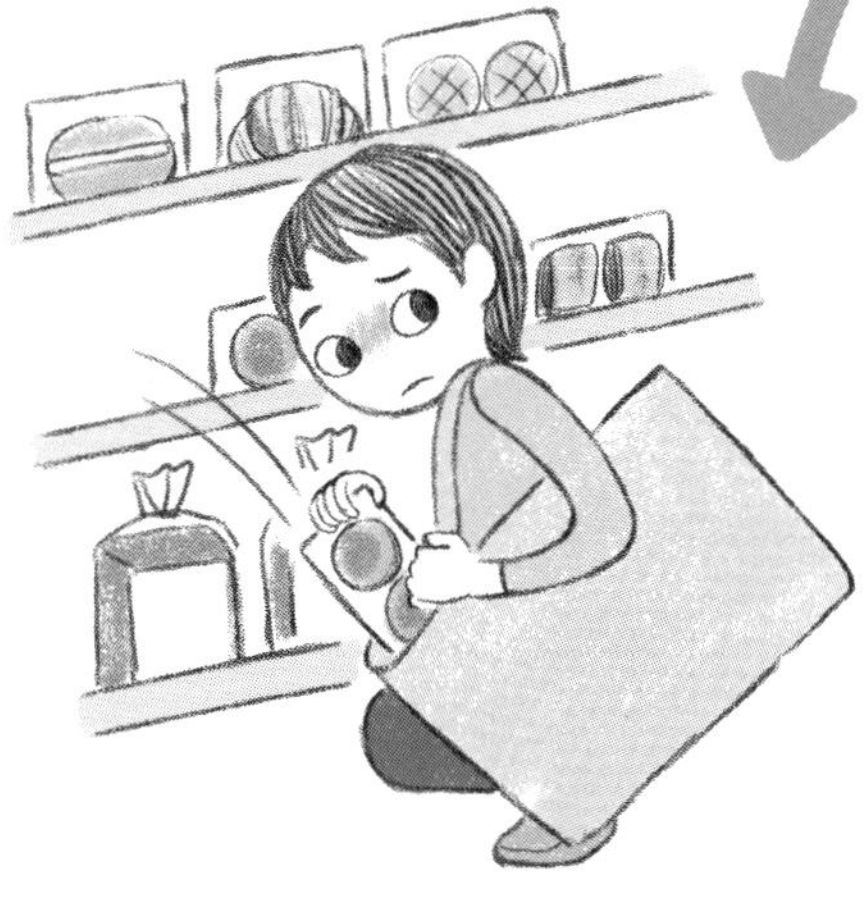

イライラして、コンビニでパンを万引き

ある日、急激な食欲に襲われ、禁じていたおかしやファストフードを食べてしまう。そこから過食症へ。さらにコンビニに行くと常習的に万引きをするようになってしまった。

神経性過食症→P30

摂食障害と万引きとの関係性は高く、食とは関係のないものを万引きすることもある（P55）。

Case D 回避・制限性食物摂取症➡神経性やせ症

自閉スペクトラム症があり、食べること自体が大変

小学4年生

きっかけ

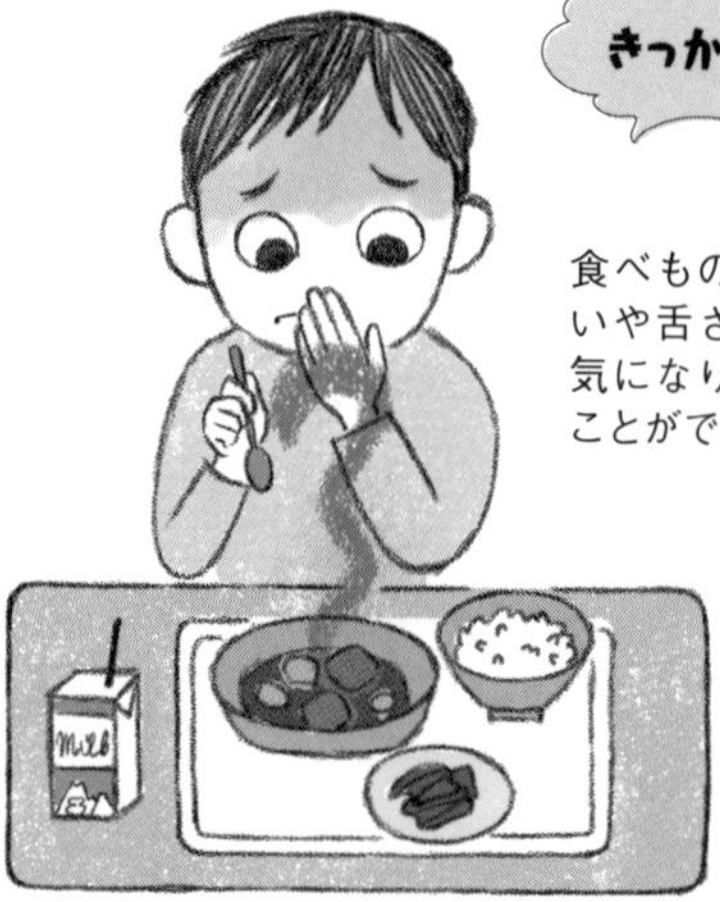

食べもののにおいや舌ざわりが気になり食べることができない。

給食が苦手で完食できず、食べられなくなっていった

自閉スペクトラム症による感覚過敏があり、偏食気味。小学校の給食が苦手で残していたら、クラスで問題になった。それ以来、食べること自体がいやになってしまい、体重が減っていった。

回避・制限性食物摂取症
→P31

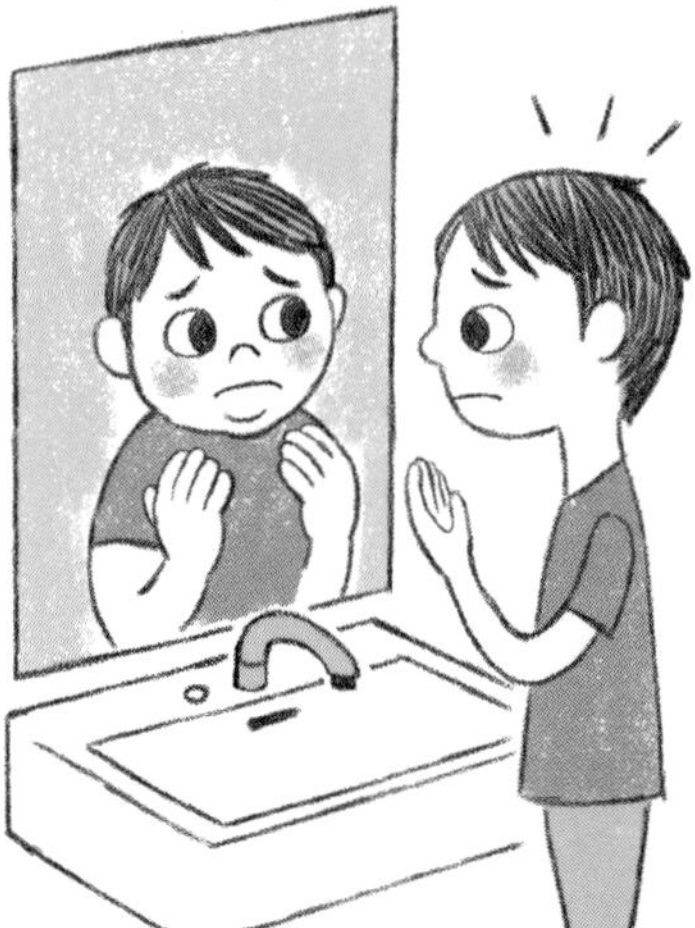

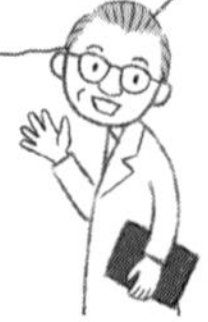
発達障害（神経発達症）を
ともなう場合は、
発達特性も理解して
支援する必要があります。

小学5年生

食べて太るのが怖いという気持ちも

生来のこだわりの強さも影響して、食べる量が減っていく。成長とともに、太るのが怖いという気持ちも出てきて、神経性やせ症へと移行。

神経性やせ症
→P30

Case E　回避・制限性食物摂取症

環境の変化とともに、不安感が増して食べられなくなっていった

中学3年生

きっかけ

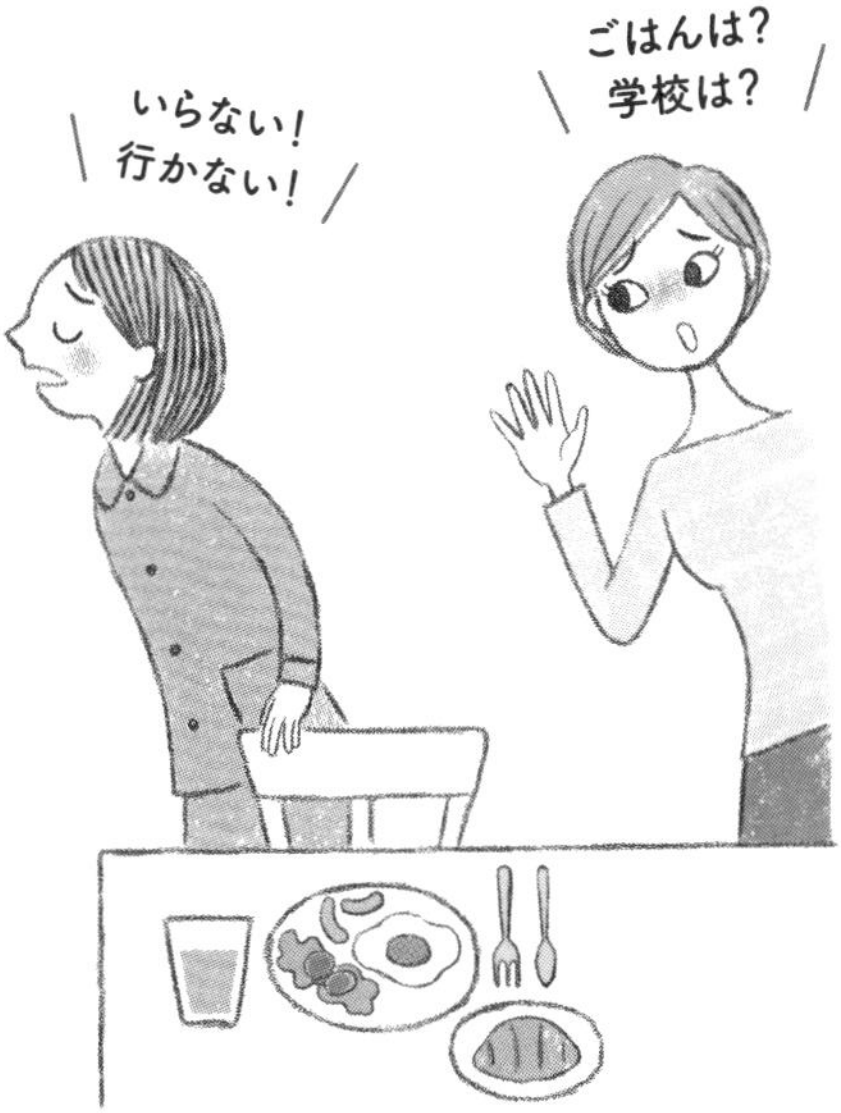
いらない！
行かない！
ごはんは？
学校は？

クラス替え、受験勉強、登校しぶり……食事をとることがおっくうに

中学３年生になり、クラス替えがあったり、受験勉強が本格的に始まったり、自分をとりまく環境が変化した。それ以外に大きなきっかけがあったわけではないが、登校をしぶるように。同時期に食事もとることがおっくうになっていった。

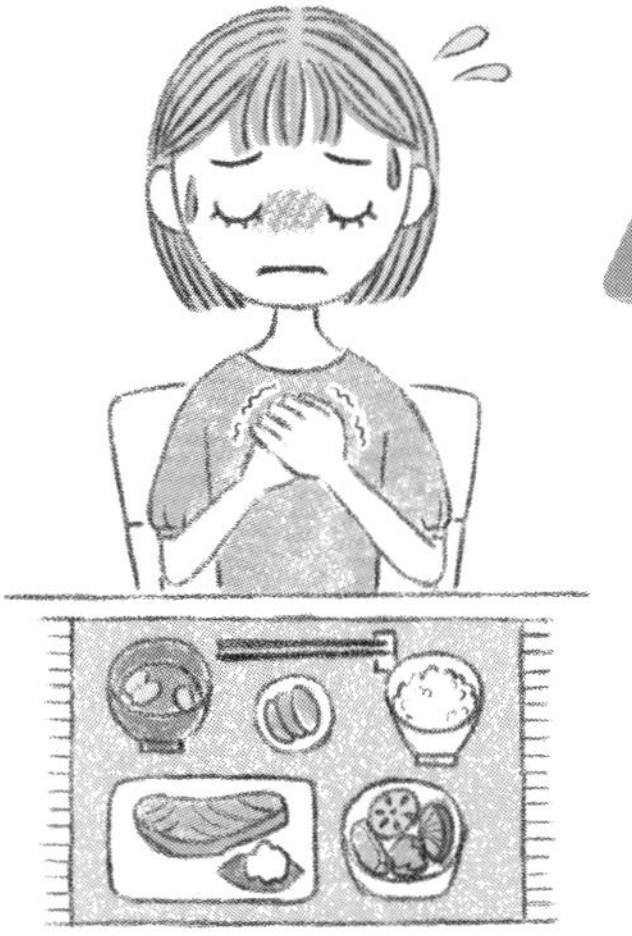

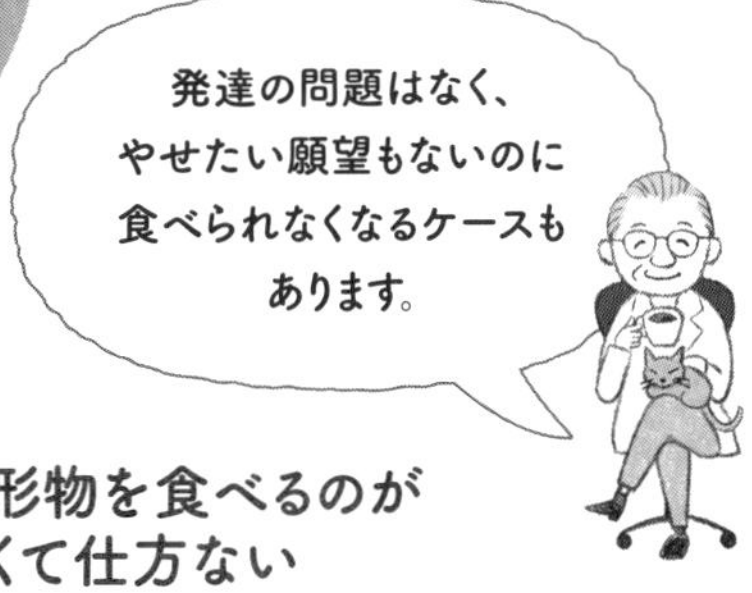
発達の問題はなく、
やせたい願望もないのに
食べられなくなるケースも
あります。

固形物を食べるのが怖くて仕方ない

「やせたい」わけではなく、食べたいと思っているのに、ものを食べようとすると、のどが詰まって息苦しくなる。嘔吐するのでは？　と不安に。固形物を食べるのが怖くて受けつけなくなっていく。

回避・制限性食物摂取症
→P31

量が減る、家族に食べることを強要。食事にかかわる不思議な行動

本人が気づくことはあまりない

摂食障害になっても本人が気づくことはあまりありません。家族や周囲の人が少しでも早く気づいて治療につなげることが大切です。

ポイントは、食にまつわる行動の変化や家族への攻撃的な態度、体重増加を妨ぐ排出行動など。摂食障害のサインがないかチェックしましょう。

こんな様子はないですか？

食にまつわる行動

- □ 食べたものを隠したり、捨てたりする。
- □ 1回の食事にとても時間がかかる。
- □ 食卓から逃げ出してしまう。

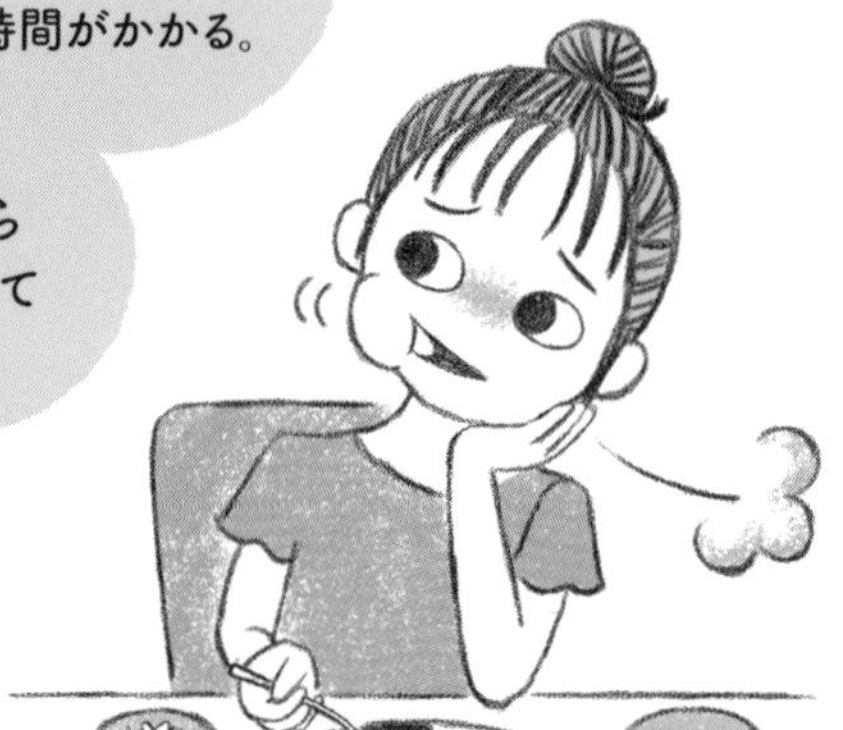

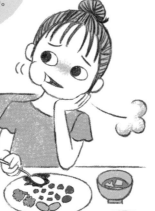

- □ 食べものを細かく切ったりちぎったりする。
- □ 皿の表面に食べものをなすりつける。
- □ 口に入れたままで飲み込まない（チューイング）。
- □ 食べる量が減った。
- □ 小さなスプーンで食べる。

家族に対する攻撃行動

☐ 食器を割ったり、家具を壊したりなどの、破壊行動をとる。

☐ 家族に食べることを強要する。

☐ 乱暴な言葉づかいをする。

☐ 大声で叫ぶ、泣きわめく。

☐ 家族と食事をとろうとしない。

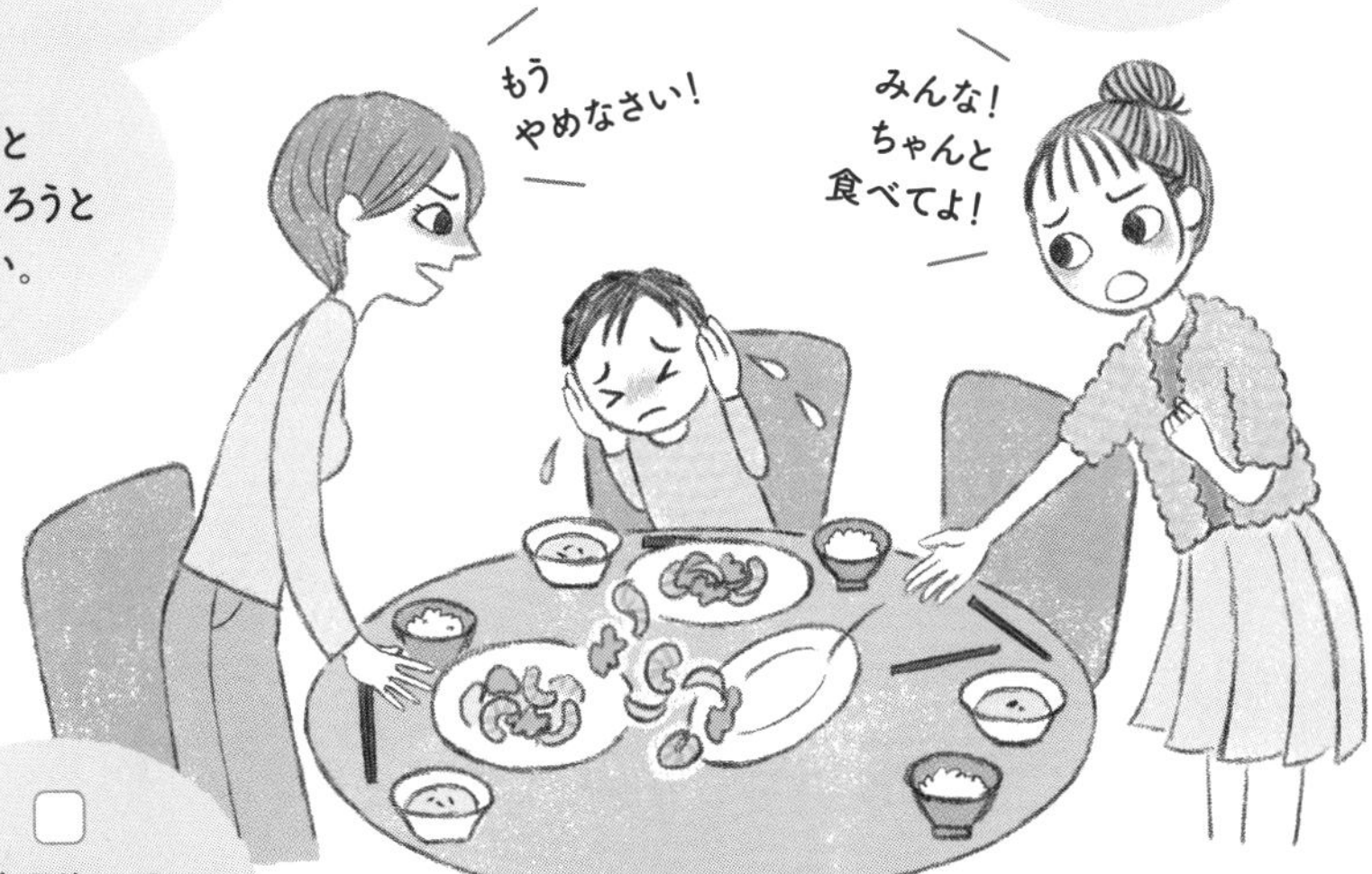

☐ カトラリーで傷つけようとする。

体重増加を妨げる行動

排出行動

☐ 指を口に入れたりして無理に嘔吐する。

☐ 下剤や利尿剤をむやみに服用する。

☐ 自然と嘔吐する。

活動・運動

☐ 四六時中動きまわっている。

☐ ずっと立っている。

☐ 帰宅してからランニングがやめられない。

☐ 家族の見ていないところで運動する。

栄養不足により低体温になるため、何枚も厚着をしたり、毛布にくるまったりして寒がることもあります。

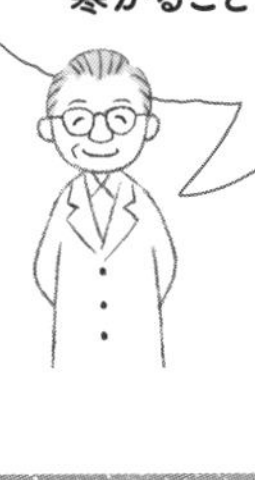

勉強、スポーツなどの強迫的なやりすぎ行動も

食べる以外のこだわりも強まる

摂食障害のサインは食にまつわる行動に限りません。勉強や部活でも「やるからにはとことんやらなくては」「0か100か」という完璧主義にとらわれ、強迫症的な症状が生じることもあります。

マラソンや運動系部活などダイエットにつながるものだとその傾向が強まり、より過活動になります。

勉強がやめられない

昼夜問わず、一生懸命勉強するようになる。成績が上がり、親も教師もほめるため、ますますエスカレート。

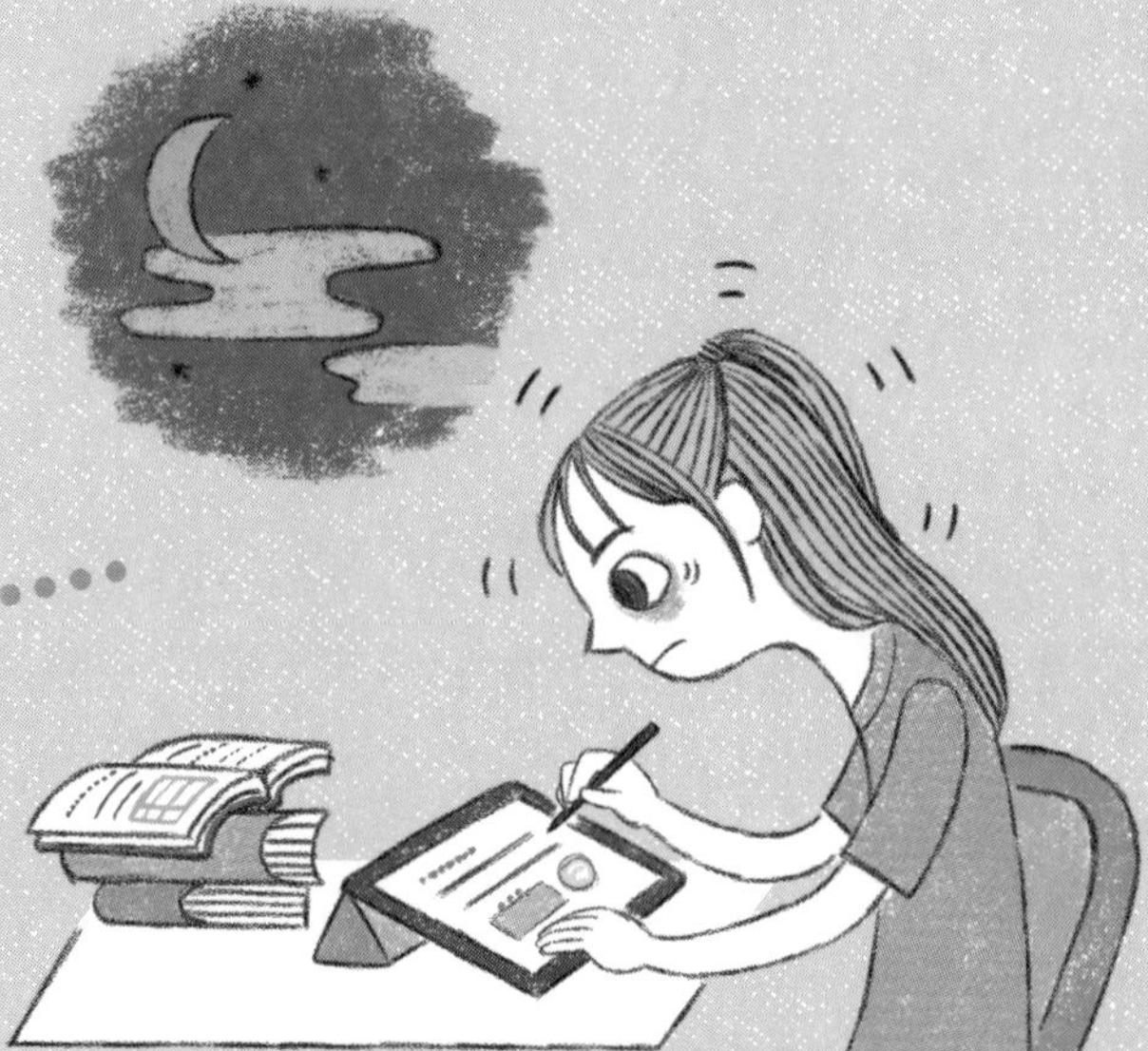

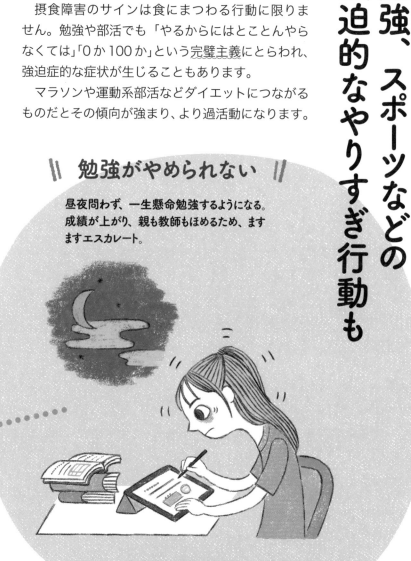

勉強が深夜に及ぶため慢性的な睡眠不足におちいる。

部活を休めない

部活動も一生懸命。やる気に満ち、いきいきと活動的に見える。学校外でなにか活動していれば、そちらもこれまで以上に熱心にとり組むようになる。やせて体力が落ちても練習を休めない。

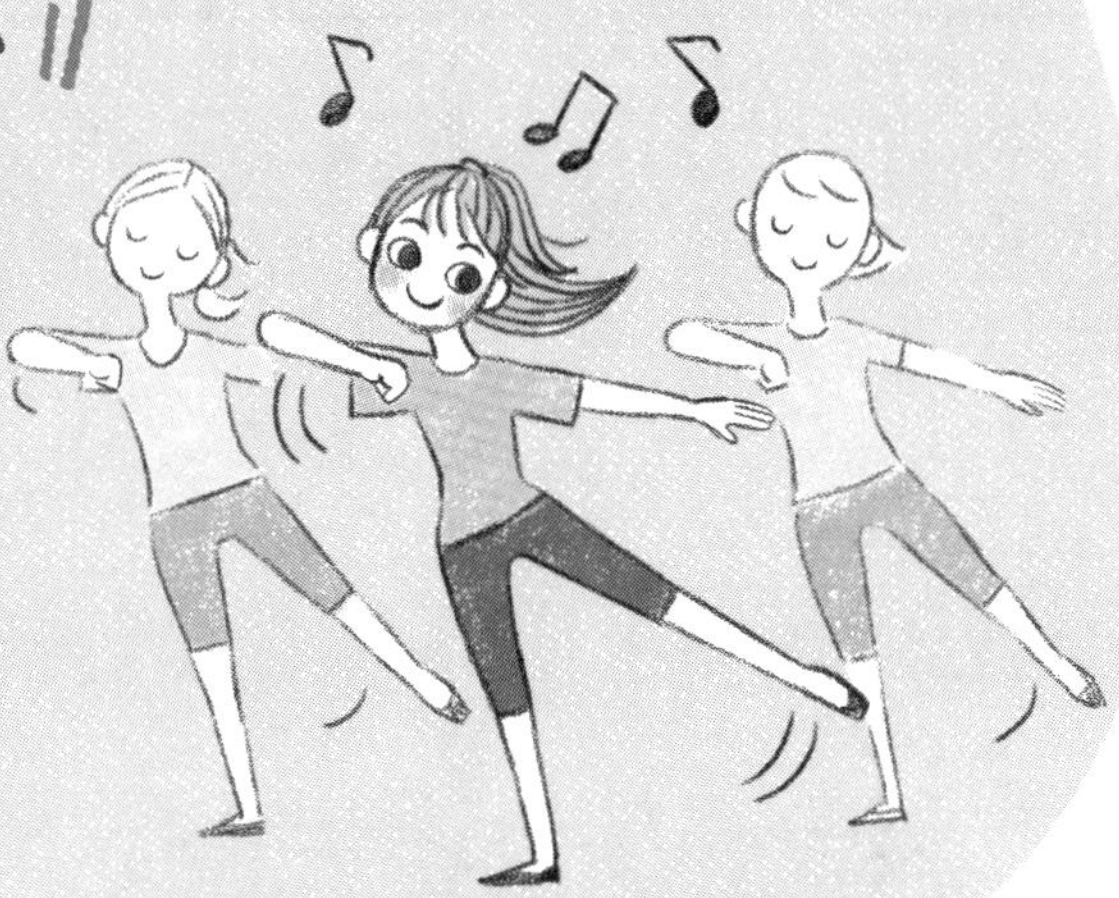

運動系の部活だと、やせにますます拍車がかかることになる。

完璧主義!

運動がやめられない

悪天候でも、体調がわるくても、やめられなくなる。

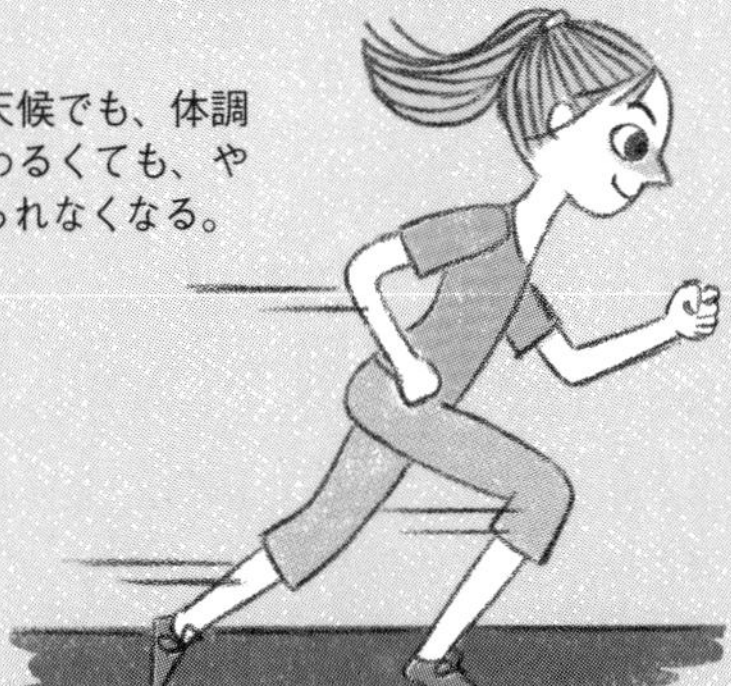

ダイエットのために始めたマラソンや筋トレの時間や量が増えていく。最初30分だった運動時間が、1～2時間以上に。

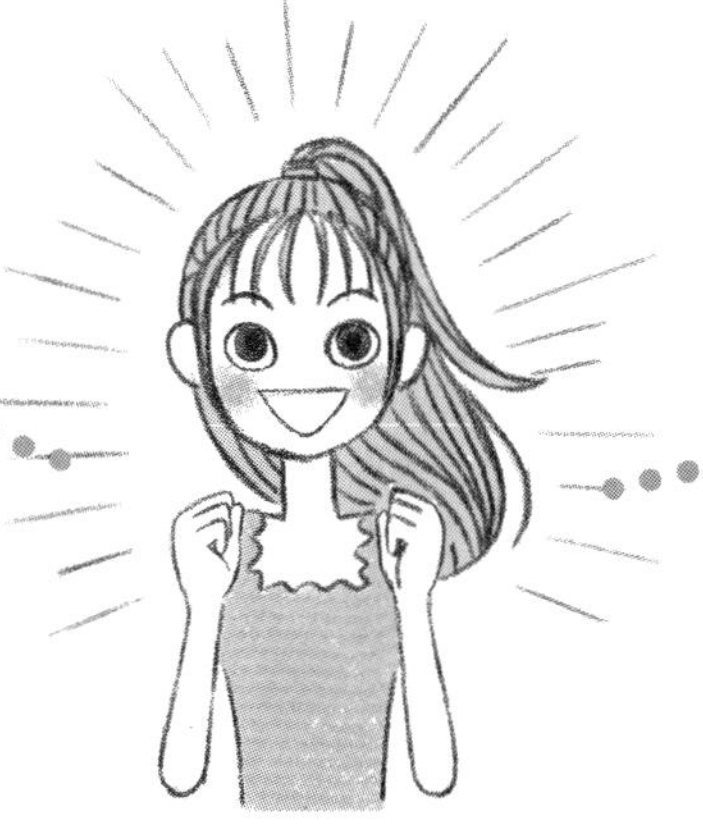

0か100かの極端な思考におちいる。やるなら徹底的に完璧にしないと気が済まない。できないと強い罪悪感を覚える。

摂食障害とは

小・中学生で「拒食」、高校生で「過食」に移ることも

摂食障害とは、拒食や過食など食にまつわる問題行動を生じる病気です。近年10代で発症する患者さんが増加しています。

思春期の女性の100人にひとりの割合で発症

摂食障害は思春期の女性100人にひとりの割合で発症するとされ、男女比は1対10。女性が多いのが特徴です。はっきりした原因は明らかになっていません。日本ではくわしい調査は行われていませんが、欧米の研究によれば、発症のピークは14~18歳。10代の発症が85%を占めています。小児科が対象とするのは15歳以下の小・中学生です。この年齢で発症する小児摂食障害の場合、最初の症状はほとんどが拒食です。

一方、高校生以降に発症するケースでは、過食が増えます。小児期に拒食で発症した患者さんのなかには拒食がつづく人もいますが、高校生になって過食に移る人もいます。

拒食期に起こること

行動

- 体重がどんどん減ってやせていく。
- 活動的で活発に見える。
- まわりはやせていく様子を見て心配する。

体型

- 著しいやせ。

思考

- 慢性的な栄養不足による体力・集中力の低下。
- 感情の起伏が激しい。
- 一日中食べもの（カロリー）、体型・体重のことを考えている。
- 体重制限と食欲制限ができ、達成感を覚え満足。

食べ方

- ふつうに食事をとることが難しい。
- 食事を極端に減らす。
- 自分が許せる食べもの（許可食）しか食べない。

ふつうに食べること自体が難しくなっていく

拒食と過食の症状は単純でなく、ひとりの患者さんに両方の症状がくり返し見られることもあります。

拒食によって異常なほどやせてしまう「神経性やせ症・摂食制限型」のほか、その経過中にむちゃ食いと排出行動をくり返す「神経性やせ症・むちゃ食い排出型」、むちゃ食いと体重増加を防ぐための不適切な代償行動としての排出をくり返す「神経性過食症」、むちゃ食いをくり返す「むちゃ食い症」などがあります。症状の根底には、自分が太っているという体型認知（ボディイメージ）のゆがみや「太りたくない」という偏った認知が隠れています。そのため、ふつうに食べて栄養をとることが難しくなり、極端にやせてしまっても、自覚することができません。

また、世界で使用される診断基準、アメリカ精神医学会のＤＳＭ‐５‐ＴＲでは、やせ願望がないのに必要な食事がとれず、体重が著しく減少する「回避・制限性食物摂取症」というタイプも食行動の異常として摂食障害に追加されました。症状が進行すると自分の力では食べられなくなり、極度の低栄養から日常生活ができなくなります。いずれも、ひとりで回復することは困難で、両親など家族の協力が不可欠です。

過食期 に起こること

行動

- むちゃ食い後無理やり吐いたり（自己誘発性嘔吐）、下剤を大量にのんだりする人もいる。
- 排泄行為をすることに強いストレスを感じる。

体型

- 正常あるいは過体重。

思考

- 体型・体重のことを考えている。
- 自己嫌悪がはげしい。
- 低い自尊心。
- 食事の問題を恥ずかしく思い症状を隠そうとする。

食べ方

- ひとつのおやつなどがきっかけとなり、食欲が爆発。
- むちゃ食いが始まると、抑制できなくなる。

病気の発覚

本人は病気だという意識はない。家族もなかなか気づけない

摂食障害から早く回復するためのカギは、早期発見と早期治療です。イギリスの公的保健医療制度ＮＨＳも「摂食障害は早く治療を始めるほどよい結果が得られる」という提言を行っています。

親が発見するケースが増えている

ところが摂食障害の患者さんは自覚症状が乏しく、自分から医療機関を受診することはほとんどありません。このため家族や学校など周囲の人ができるだけ早く気づくことが大事です。

当院を受診する患者さんに対して「最初に摂食障害の症状に気づいた人」について調査を行ったところ、２０１３～２０１４年にかけて養育者の割合は50％でしたが、２０１４年から２０１８年にかけては80％となり、両親（とくに母親）による発見が増えているという結果になりました（下グラフ参照）。

【最初に摂食障害に気づいた人】

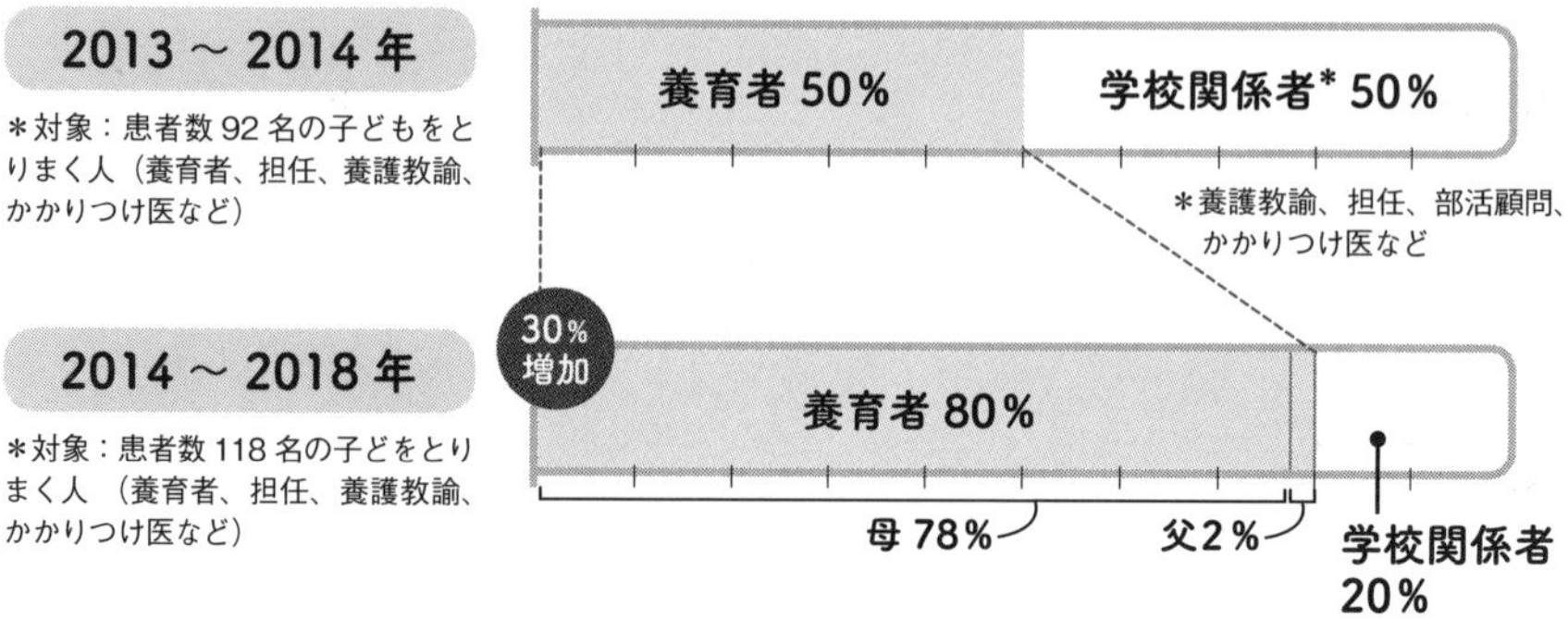
2013 ～ 2014 年
＊対象：患者数 92 名の子どもをとりまく人（養育者、担任、養護教諭、かかりつけ医など）
養育者 50％
学校関係者* 50％
＊養護教諭、担任、部活顧問、かかりつけ医など
2014 ～ 2018 年
＊対象：患者数 118 名の子どもをとりまく人（養育者、担任、養護教諭、かかりつけ医など）
30％増加
養育者 80％
母 78％
父２％
学校関係者 20％

ただし、家庭で異変を発見した場合には摂食障害と気づかず「急にやせたのですが」「どこかわるいのでしょうか」と、かかりつけの小児科を訪れることが多いようです。

教員や友人のほうが「病気かも?」と疑う目をもっている

一方、学校では養護教諭の役割が重要です。摂食障害学会と摂食障害協会が協力し、養護教諭対象の「摂食障害ゲートキーパー研修」が毎年行われ、多くの養護教諭は摂食障害についての知識をもっています。このため、前述の調査においても「養護教諭が最初に異変に気がついた」割合は11～15%と高い比率となっています。気づきのきっかけは、年に数回ある学校健診です。

中学生になると、お子さんの摂食障害に親御さんが気づくことは難しくなります。親子でいっしょにお風呂に入ることもなくなり、お子さんの体型や体重の変化に気づきにくくなるからでしょう。

また、塾や部活で食事の時間が家族と合わないなど、いっしょに食事をする機会が減ることも理由のひとつと考えられます。このため、養護教諭のほか、ともに給食を食べることの多い学校の友だちや担任の先生、部活指導の教諭などが異変に気づいて指摘するケースが増加します。

出典：松島奈穂，大谷良子，越野由紀ほか．小児摂食障害の早期発見:過去5年間における「気づき」調査．脳と発達51（第61回日本小児神経学会学術集会抄録集）；S297（2019）

摂食障害の診断

小児摂食障害の「やせ」の基準は、%標準体重で評価

成人の体型評価にはBMI（ボディマス指数）を用いますが、小児ではBMIと体型評価に乖離があるので使えません。このため%標準体重を用います。また、同年齢性別の子どもの群の平均値と比較するBMI－SDSという指標を用いることもあります（P25）。

%標準体重を計算するには、左頁の表で標準体重を算出します。算出された標準体重と実測体重を下の式に当てはめると、それぞれ%標準体重が求められます。%標準体重で評価するのは「やせの重症度」です。75%以上は軽症、55%以上65%未満は重症で入院が必要。55%未満は超重症で緊急入院が必要です（P25）。なお、75%以下、または以下でなくても、1～2か月のあいだに急激な体重減少（週に1kg減）があれば入院を検討します。

学期ごとの体重測定は、摂食障害を早期発見するために重要な手がかりとなります。体重は身長とのバランスが大事なので、先に説明した%

＼小児の場合／【%標準体重の出し方】

%標準体重(kg)＝実測体重÷標準体重×100(%)

＼成人の場合／【BMIの出し方】

BMI＝体重kg÷(身長m)^2

成人のやせの基準……BMI　17.0kg／m^{2}未満
1か月に8%以上の変動

5歳以上17歳までの性別・年齢別・身長別標準体重計算式

標準体重＝a×身長(cm)－b

男子			女子		
年齢（歳）	a	b	年齢（歳）	a	b
5	0.386	23.699	5	0.377	22.750
6	0.461	32.382	6	0.458	32.079
7	0.513	38.878	7	0.508	38.367
8	0.592	48.804	8	0.561	45.006
9	0.687	61.390	9	0.652	56.992
10	0.752	70.461	10	0.730	68.091
11	0.782	75.106	11	0.803	78.846
12	0.783	75.642	12	0.796	76.934
13	0.815	81.348	13	0.655	54.234
14	0.832	83.695	14	0.594	43.264
15	0.766	70.989	15	0.560	37.002
16	0.656	51.822	16	0.578	39.057
17	0.672	53.642	17	0.598	42.339

出典：生魚薫他、学校保健における新しい体格判定基準の検討．小児保健研究 69：6～13, 2010.

標準体重などで評価します。16歳以上になるとＢＭＩが用いられます。

学期ごとの測定で体重がほとんど増えていないか、急激に減少している場合には注意が必要です。それまでの成長曲線（Ｐ26）から明らかにはずれている場合にも摂食障害を疑います。とくに％標準体重が55％未満の超重症では即入院が必要です。

さらに注目したいのが月経です。月経の有無は必ず確認してください。一般的な初経年齢は10～14歳とされていますが、9歳以上なら月経のある子もいるので、小学生からチェックが必要です。規則的だった月経周期が1週間以上遅れるとか、いままであったのに3か月以上月経がないなどのケースは要注意です。

初経がないことや無月経であることはＤＳＭ－4の診断基準には含まれていましたが、ＤＳＭ－5－ＴＲでは外されています。初経年齢には個人差が大きいことが理由ですが、摂食障害の低年齢化にともない、初経前の子どもの発症が増えつつあることも理由のひとつと考えられます。

体重が減少する理由は摂食障害だけではありません。脳腫瘍《のうしゅよう》、白血病、消化器系疾患、内分泌系疾患、膠原病《こうげんびょう》などの身体疾患、うつ病、統合失調症などの精神疾患とは、鑑別が必要。そのために必ず、血液・尿・心電図・頭部ＭＲＩ・腹部エコーなど検査を受けてください。

DSM-5-TRでの拒食症・過食症の診断基準

神経性やせ症の診断基準

A. 必要量に比べてカロリー摂取を制限する。年齢・性別・成長曲線・身体的健康状態に対して有意に低い体重である。子どもや青年の場合は、期待される最低体重を下回る。

B. 体重増加や肥満になることに対する強い恐怖や、体重増加を妨げる行動がある。

C. 自分の体重または体型の体験の仕方（ボディイメージ）における障害、自己評価に対する体重や体型の不相応な影響、現在の低体重の深刻さに対する認識が持続的に欠如している。

神経性過食症の診断基準

A. 反復する過食エピソード。

B. 体重増加を防ぐための不適切な代償行動(自己誘発性嘔吐、緩下剤・利尿剤などの乱用、過剰な運動など)。

C. AとBがともに3か月少なくとも週1回ある。

D. 自己評価が体型・体重の影響を過度に受けている。

E. 神経性やせ症の期間にのみ生じるものではない。

出典：「精神疾患の診断・統計マニュアル（DSM-5-TR）」（アメリカ精神医学会）より

やせをともなう摂食障害における身体的リスク評価

%標準体重とBMI-SDSによる評価

やせの重症度	%標準体重	BMI-SDS
軽　症	75%以上	－2.5SD以上
中等症	65以上75%未満	－4.0SD以上　－2.5SD未満
重　症	55以上65%未満	－6.5SD以上　－4.0SD未満
超重症	55%未満	－6.5SD未満

体重による治療設定基準

❶ 軽症かつ直近8週間に急激な体重減少があった（週に1kg減）。
❷ 中等症かつ直近4週間に急激な体重減少があった（週に1kg減）
❸ 重症は早期入院が必要。
❹ 超重症は緊急入院が必要。
❺ 中等症で下記の参考基準を満たす場合は入院が必要。

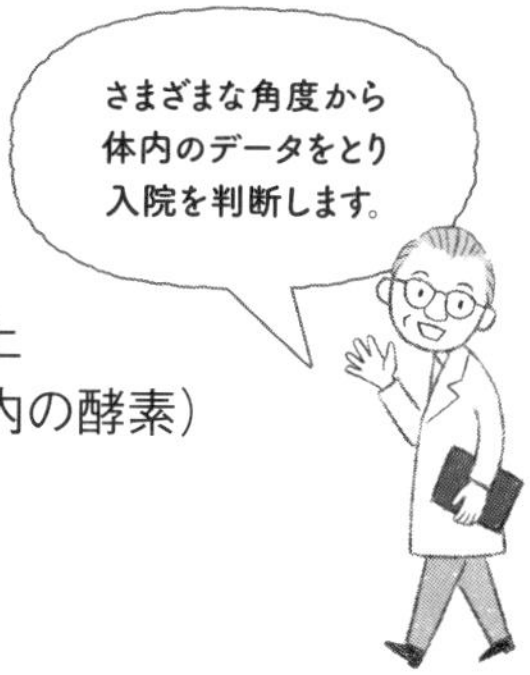
さまざまな角度から
体内のデータをとり
入院を判断します。

参考基準

❶ 肝機能AST200IU/L以上、ALT300IU/L以上
❷ 筋肉疲労CK400IU/L以上（心筋・筋肉・脳内の酵素）
❸ 症候性低血糖
❹ 低ナトリウム血症（130mmol/L以下）または高ナトリウム血症（150mmol/L以上）
❺ 重篤な脱水所見（尿量低下、頻呼吸、頻脈）
❻ 重篤な低カリウム血症（3.0mmol/L未満）、または低リン血症
❼ 意識障害（低血糖、低血圧、低体温などによる）
❽ 歩行困難、SUSS test 0点（立ちあがり・スクワット・着座のテスト）
❾ 顕著な起立性血圧・心拍数変化（収縮期血圧20mmHg以上の低下、心拍数30回/分以上の上昇）
❿ 心電図異常（QTc450－460ms以上の延長、洞性徐脈・頻脈以外の徐脈性・頻脈性不整脈）

出典：作田亮一. 小児科医が診る小児・思春期摂食障害の外来治療. 日本摂食障害学会雑誌2巻1号（2022）より

成長曲線から摂食障害を発見

小中学校では、定期健診の際にとる身長・体重の「成長曲線（横断的標準身長・体重曲線）」から、摂食障害が発見されることがあります。成長曲線の表に、年齢ごとの身長･体重を記入すると、一人ひとりの成長パターンを確認することができます。

摂食障害の場合、短期間で急に体重の成長曲線が下向きになるのが特徴です。成長曲線の表は、日本小児内分泌学会のサイトからダウンロードできます。気になる場合は、幼少期からの健診結果の数字を、表に入れてみるとよいでしょう。

基準曲線の見方
身長（7本）・体重（5本）の基準曲線がある。このうちまんなかの曲線が平均の曲線になる。

成長曲線の書き方
何歳何か月まで計算し、横軸の年齢ごとに、身長・体重の値との交差するポイントに点をうち、線で結んでいく。

摂食障害のサインの見方
摂食障害に気がつくのは、体重が急激に減ったときだが、それ以前に、以下のようなサインが出ていることも多い。

□基準曲線よりも成長曲線が下方に向いた。
□成長曲線が基準曲線の1段階以上低い曲線に沿っている。
□体重が減っているわけではないが、半年くらい増えてもいない。

成長評価用チャートをダウンロードして書き込んでみよう

一般社団法人日本小児内分泌学会のサイトから、体格評価に関するファイルをダウンロードすることができます。体重・身長は成長評価用チャート（標準身長・体重曲線）を用います。男女別に基準曲線が書き込まれているので、活用しましょう。

「成長評価用チャート・体格指数計算ファイル　ダウンロードサイト」
http://jspe.umin.jp/medical/chart_dl.html

11歳で初診した神経性やせ症の女児（模擬ケース）

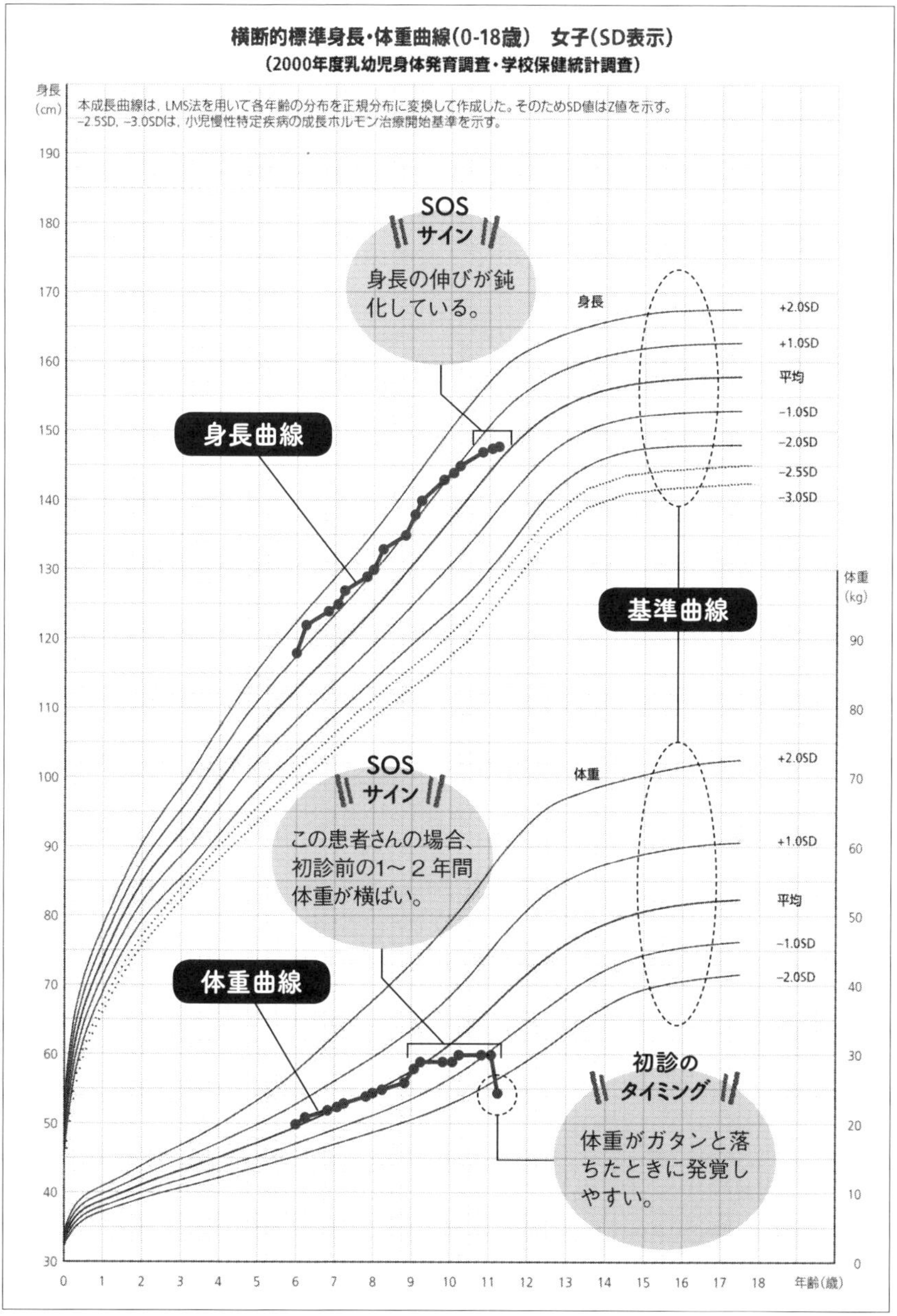
横断的標準身長・体重曲線(0-18歳)　女子(SD表示)
(2000年度乳幼児身体発育調査・学校保健統計調査)
本成長曲線は，LMS法を用いて各年齢の分布を正規分布に変換して作成した。そのためSD値はZ値を示す。
−2.5SD，−3.0SDは，小児慢性特定疾病の成長ホルモン治療開始基準を示す。
身長 (cm)
体重 (kg)
年齢(歳)
SOS サイン
身長の伸びが鈍化している。
身長曲線
身長
+2.0SD
+1.0SD
平均
−1.0SD
−2.0SD
−2.5SD
−3.0SD
基準曲線
SOS サイン
この患者さんの場合、初診前の1〜２年間体重が横ばい。
体重曲線
体重
初診のタイミング
体重がガタンと落ちたときに発覚しやすい。

出典：一般社団法人 日本小児内分泌学会、著者：加藤則子，磯島豪，村田光範 他：Clin Pediatr Endocrinol 25:71-76, 2016

摂食障害のタイプ

やせ願望の有無、過食・代償行動などで分類

思春期における摂食障害の患者数は増加の一途をたどっており、近年は16～23歳の8人にひとりがなんらかの摂食障害に苦しんでいるとされています（下参照）。また、海外の報告では精神科に入院した神経性やせ症の約1割が8年以内に死亡、アルコール依存例で死亡率が高いとされ、深刻な問題となっています。

摂食障害にはいくつかのタイプがあります。おもにやせ願望の有無や拒食、過食、代償行動などによって分類されています（P29）。

やせ願望があるタイプには神経性やせ症、神経性過食症、むちゃ食い症があります。神経性やせ症は摂食制限型、むちゃ食い・排出型にわかれます。

神経性過食症はむちゃ食いと嘔吐などの排出行動をくり返しますが、むちゃ食い症は排出行動をともなわないのが特徴です。

やせ願望がないタイプは回避・制限性食物摂取症と呼ばれます。

【16～23歳女性における摂食障害の有病率】

分類	1982年	1992年	2002年
神経性やせ症	0.11%	0.13%	0.43%
神経性過食症	0.00%	0.45%	2.32%
特定不能の摂食障害	1.08%	3.96%	9.99%
全摂食障害	1.18%	4.54%	12.74%

出典：Nakai Y, et al. Psychiatry Res, 2014

摂食障害のおもな分類

	神経性やせ症（P30）		神経性過食症（P30）	むちゃ食い症（P31）	回避・制限性食物摂取症（P31）
	摂食制限型	むちゃ食い・排出型			
特徴	やせ願望／肥満恐怖 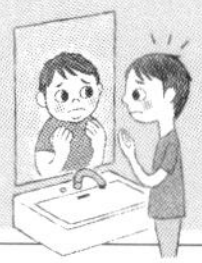				成長や変化への不安を訴えることがある。
体型	やせ	やせ	正常	正常〜過体重	やせ
むちゃ食い		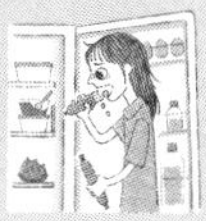 むちゃ食い			
代償行為		排出行動 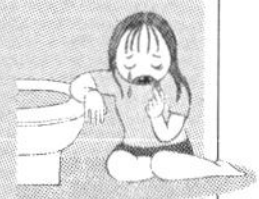			
食事制限	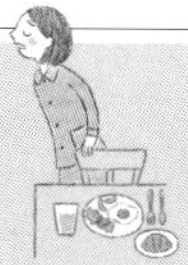 食事制限				食事制限ではなく、食欲低下、食事の不安。
運動	過剰な運動 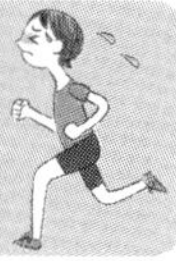				

出典：大谷良子，摂食障害．チャイルドヘルス 24（10），33〜36，2021.

‖ やせ願望あり ‖

神経性やせ症

太るのが怖くてカロリー制限をし、低体重を維持

食べたくないわけではなく、食べたいのにやせ願望､肥満恐怖があるため、カロリー制限をすることで、自己飢餓状態に留まろうとします（低体重を維持する)。

それにより行動・活動が制限されます。やせ（低体重）でも「自分は太っている」と感じるボディイメージのゆがみが生じます。

ダイエットを始め、勉強も運動もあらゆる面で過活動になり、自分では病気だということになかなか気づくことができません。

女性では、月経が止まってしまう無月経によって摂食障害が発覚することがあります（初経前では、月経が来ない)。

ほかにも身体にさまざまな異常が生じ、将来の人生に大きな影響を及ぼすことがあります（P54)。

摂食制限型
- 低体重維持のために行動・活動を制限する。
- とくにカロリー制限を厳しく行う。
- 拒食のみが見られる。

むちゃ食い・排出型
- 拒食・過食をくり返し、自己嫌悪が強い。
- 無理に嘔吐したり、下剤や利尿剤を使用したりして、低体重の維持を試みる。
- 体型はやせている。

‖ やせ願望あり ‖

神経性過食症

過食と嘔吐の裏に強いやせ願望がある

強いやせ願望があるのに、過食してしまいます。

体重は正常か過体重。過食による体重増加を防ぐために、嘔吐などの不適切な（やせるための）代償行為をくり返します。

もともと神経性やせ症がある人に途中でむちゃ食い・排出行動が見られ、その後、神経性過食症に移行することがあります。

本人は病識をもちづらく、また低体重ではないために、周囲も病気だと認識しにくく、受診が遅れる傾向があります。

過食は､精神的な苦痛も大きいため、早期発見・早期治療が欠かせません。

やせ願望あり

むちゃ食い症

食べたいわけではないのに過食して過体重になる

やせ願望、肥満恐怖はあるものの、過食しても排出行為をともなわない（不適切な代償行為がない）点が神経性過食症との違いです。

欧米では知られていますが、日本では認知度が低く、体重が増えて肥満外来などを受診する人が多いようです。

「食べたいわけではないのに食べてしまう」ストレスを抱えています。肥満外来で肥満が解消されても、精神的な苦痛までは解消されません。

摂食障害としての治療が必要です。

また注意欠如・多動症（ADHD）との関連性が報告されています。

やせ願望なし

回避・制限性食物摂取症

体重が減るほどの極端な偏食や食物摂取の不安が高い

やせ願望、肥満恐怖、ボディイメージのゆがみのない摂食障害です。発症する年齢の幅が広く、ほかの摂食障害に比べて低年齢で発症し、男性にも見られるのが特徴です。

発達障害（神経発達症）のなかでも自閉スペクトラム症をともなうことがあります。こだわりが強く体重が減るほどの極端な偏食が見られると、長期化しやすいのでより注意が必要です。

食物回避性情緒障害

摂食障害の背景に、不安や抑うつ、強迫などの精神的問題があり、過度の学業や部活、いじめなどの影響が見られる。
食べることに無関心になる。

選択的摂食

２年間、もしくはそれ以上にわたる偏食がある。こだわりが強く、新規の食べものをとろうとしない。
発達障害（神経発達症）が併存していることがある。

機能的嚥下障害

飲み込み（嚥下《えんげ》）、窒息、嘔吐などで恐怖を体験したことをきっかけに、ものを食べられなくなり、体重が減少していく。給食の完食強要がきっかけとなることがある。

病前の性格傾向

「完璧主義の女子」だけでない。誰でもなりうる身近な病気

摂食障害になると「神経質だから」などとその子の性格に問題があるように捉えられがちですが、それは誤りです。摂食障害は本人の性格が原因ということではなく、誰でもなりうる病気なのです。

体重測定の結果を笑われたのがきっかけ……

ある小学6年生の女の子は、体重測定の結果を友だちにのぞき見られてしまいました。自分でも体重や体型が気になっていたためでしょうか、友だちがクスッと笑ったような気がしたのだそうです。

女の子はそれをきっかけに「やせよう」とダイエットを決意。がんばりすぎて食事がとれなくなり、摂食障害になってしまいました。

もしかしたら「笑われた」というのは思い過ごしだったのかもしれません。でも、彼女にとって本当に笑われたかどうかは問題ではありません。

もともと体重が気になっていたので「笑われた」と思い込んでスイッ

チが入ってしまったのです。

また、大人なら「ちょっと友だちに笑われたぐらいで」「気にしすぎでしょう」と思うかもしれませんが、この年代の女の子が体型や友だちの目を意識するのは当たり前です。この女の子がとくに敏感すぎたり強迫的な性格だったりするわけではありません。

小3の神経性やせ症、男子高校生の過食症も根は同じ

たしかにかつては「摂食障害になるのは完璧主義で几帳面な子が多い」といわれていました。完璧主義の子はなんでも徹底的にがんばるので、ダイエットもやり過ぎてバランスを崩しがちだからです。

けれどもいまや摂食障害は、一部の完璧主義の子どもだけの病気ではなくなっています。思春期の女性に加えて小学3年生でも神経性やせ症が見られるなど低年齢化も顕著です。

また、男性は女性の10分の1程度ですが、近年は男子高校生の神経性過食症やむちゃ食い症も増えています。

こうした背景にはマスコミやSNSなど社会の変化があると考えられます（P36）。子どもたちのまわりには至るところに小さな「きっかけ」が隠れています。いつスイッチが入っても不思議ではないのです。

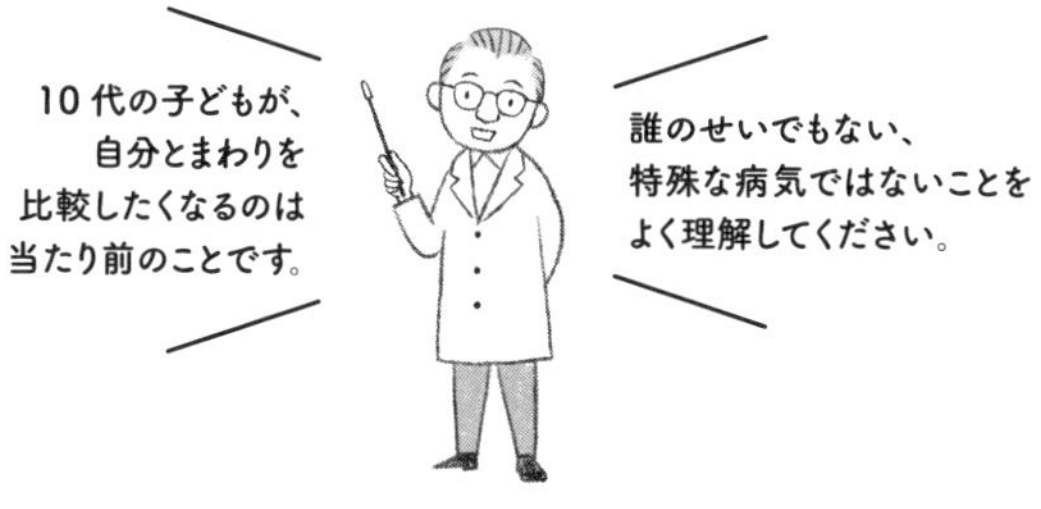
10代の子どもが、
自分とまわりを
比較したくなるのは
当たり前のことです。
誰のせいでもない、
特殊な病気ではないことを
よく理解してください。

発達障害*（神経発達症）との関係

自閉スペクトラム症特有のこだわりが影響することも

今世紀に入り、摂食障害は自閉スペクトラム症（ASD）が関連する例があると考えられるようになりました。摂食障害の8～37％はASDを有するとされ、日本でも神経性やせ症の約10％にASD併存が見られるとの報告も出されています。

ASDを有していると長期化しやすい

ASDは発達障害のひとつで、認知の偏りや強いこだわりなどの特性により、対人関係や社会的つながりに困難を生じがちです。

摂食障害は体重や食へのこだわり、太っていないのに「やせなくては」と思うなど認知のゆがみや強迫観念などが関連しています。ASDのある人にはその特性から強いこだわりや認知のゆがみ、強迫傾向などをもちやすく、摂食障害におちいることがあると考えられます。また、対人関係が苦手となり学校生活でも孤立することが多く、抑うつや不安感か

思春期に表れる重ね着症候群の一部か？

いわゆる「重ね着症候群」とは、小児期に見逃された発達障害が思春期以降さまざまな形で表れる治療が難しいパーソナリティ障害群です（衣笠隆幸, 2004）。

ASD が併存する摂食障害も、重ね着症候群の一部と見ることができます。

たとえば、摂食障害を発症する前から友だち関係でつまずいたり、抑うつ、不安など訴えたり、調べてみると社会コミュニケーション面で苦労し、ASD 特性があることが明らかとなります。

＊発達障害は国際的な診断基準であるDSM-5-TR（アメリカ精神医学会）、ICD-11（WHO）では「神経発達症」として紹介されているが、本書では一般的な「発達障害」を用いる。

ら精神的なバランスを崩しやすくなります。

さらに認知への強いこだわりや、変化することへの強い拒否感などが治療への妨げとなることもあります。こうしたことから、ASDを有している患者さんは、摂食障害におちいると長期化する恐れもあります。

発達の問題があるなら、発達特性を理解した支援も

ASDを併存している患者さんも、基本的な治療法は同じです。ただしASDの特性が摂食障害に強く関与している場合には、特性を考慮した対応が必要となります。

とくにASDの併存が疑われるのは、やせ願望より体重増加への抵抗感が強い、部活動や学習時間、食事など日常生活を極度にルーティン化している、学校生活や友人関係に困難を生じている、などのケースです。

とはいえ幼児期に発達障害を指摘されずに摂食障害を発症する子どもも多く、本人も家族もそれほど困難を感じておらず、成績や部活に誇りをもっていることも多いものです。そのような場合にはASDの特性を否定することなく、食事への強迫的行動を減らす方法を一緒に考えていきます。なによりも本人がうまくできることに注目し、少しずつ達成感を増やしながら自尊心を育てることが大切だと考えられます。

こだわりが強い！ 発達障害の子どもへのプラスαの支援

ソーシャルスキルトレーニング

発達障害の子どもが、社会生活を送るための技術を学ぶ。学校、病院、療育施設などで受けられる。

栄養士による支援

食べものの内容、におい、舌ざわりなどの情報を与えて理解。料理を工夫。食べたら記録し、食べること自体を評価。

言語療法士による治療

言語療法士による指導のもとで、食べものを口に入れて、飲み込むことなどの方法を学習する。

発症の環境要因

日本人特有のやせ礼賛。無自覚なメディアの影響

日本人は世界のなかでももっとも「やせ」が多い国のひとつです。なかでも若年層にやせ傾向が強く、20代女性の2割、男性も1割がBMI18・5以下の「やせ」型です。

ダイエットする人ほど美の情報に左右される

日本人が「やせ」にこだわる要因のひとつが「やせ＝美」というイメージです。ある研究によると、個人のもつ体重や体型にかかわる認識は、食事や運動習慣、気質と関連しているといいます。

たとえばダイエット経験者の多くは食事を増やすことに抵抗がありますが、未経験者はそれほど抵抗がありません。経験者はストレスを感じると食欲が増える傾向ですが、未経験者には逆に減る傾向が見られます。

また、同じ体重でもダイエット経験者は未経験者より「自分は太っている」「体重を増やしたくない」と感じる人が多いとされます。

【ダイエット経験の有無による食習慣の違い】

	ダイエット経験のないグループ（180名）	ダイエット経験のあるグループ（220名）
	平均身長 158.64cm 体重 43.81kg（BMI　17.38kg/㎡）	平均身長 158.81cm 体重 44.09kg（BMI　17.46kg/㎡）
食事制限	食事量を増やすことへの抵抗が少ない。	食事量をあまり増やしたくない。
ストレスによる食欲傾向	増加傾向 23.9%　減退傾向 49.5%	増加傾向 49.5%　減退傾向 23.6%
その他	将来の食習慣の重要性に対する認識があるが、ダイエット経験者と比べて行動に移す意欲が少ない。	将来の食習慣の重要性に対する認識があり、ダイエット未経験者と比べて行動に移す意欲がある。

出典：室伏由佳、山口慎史、門屋悠香、大塚 光、小倉かさね、加賀英義、吉澤裕世、田村好史. 順天堂大学スポーツ健康科学部／大学院スポーツ健康科学研究科. 日本人の若い低体重女性の多面的な背景検証：ダイエット経験に着目して. Frontiers in Public Health（Journal Impact Factor：6.431）. 10.3389/fpubh.2023.1130252

さらにダイエット経験者は、メディアの美に関する情報に影響されやすく、実際に運動を行う人が多いのに対し、未経験者は運動の重要性は認めるものの行動に移す人は少ないという結果も見られました。

こうしたことから、ダイエットや運動を行うには各々の認識や個性の違いを把握したうえでプランを最適化することが大事だと考えられます。

「シンデレラ体重はＢＭＩ18」やせ＝美のゆがんだ価値観

かつて海外のスーパーモデルはみな「ガリガリ」にやせていましたが、最近はやせすぎのモデルは見かけなくなりました。極端なダイエットが若者の心身に悪影響を及ぼしたことから「やせ＝美」という価値観に警鐘が鳴らされたからです。各国でやせすぎのモデルはＮＧとなり、フランスではＢＭＩ18・5以下のモデルは法律で禁止されました。

ところが日本ではやせることが「努力の証」。テレビやネットではダイエットのビフォー・アフター映像が氾濫しています。「モデルやアイドルの体重はシンデレラ体重ＢＭＩ18」だとされ、ＳＮＳの普及により、若者はますます「やせ＝美」という価値観にふり回されています。

大人たちはこうしたゆがんだ価値観が思春期の若者に与える深刻な影響について、真剣に考える必要があるのではないでしょうか。

子どもほど精神的ダメージからの回復に時間がかかる

摂食障害の低年齢化の背景には子どもの抱えるストレスがあります。とくにコロナ禍以降、休校による生活の変化や漠然とした不安から抑うつや不安症などの精神疾患を発症する子も。子どもはレジリエンス（自分で回復する力）が弱く、心身のバランスを崩すと回復に時間がかかるので、注意深く見守る必要があります。

ただし、「レジリエンス」とは、つらいことにひとりで耐えて乗り越える力ではありません。周囲の協力を得ながら自ら心を回復させていく柔軟な力のことです。親や学校、地域とのつながりを上手に利用することを忘れないでください。

10代後半男子の過食症が増加

発見されないまま苦しむ子も多い

大学1年生

女子トークを聞いて、筋肉を気にするように

大学に入り、生活が一変。異性の目が気になるように。「彼氏は筋肉がないと絶対いや」と女子が話しているのを聞き、ひそかに筋トレを始めようと決意。

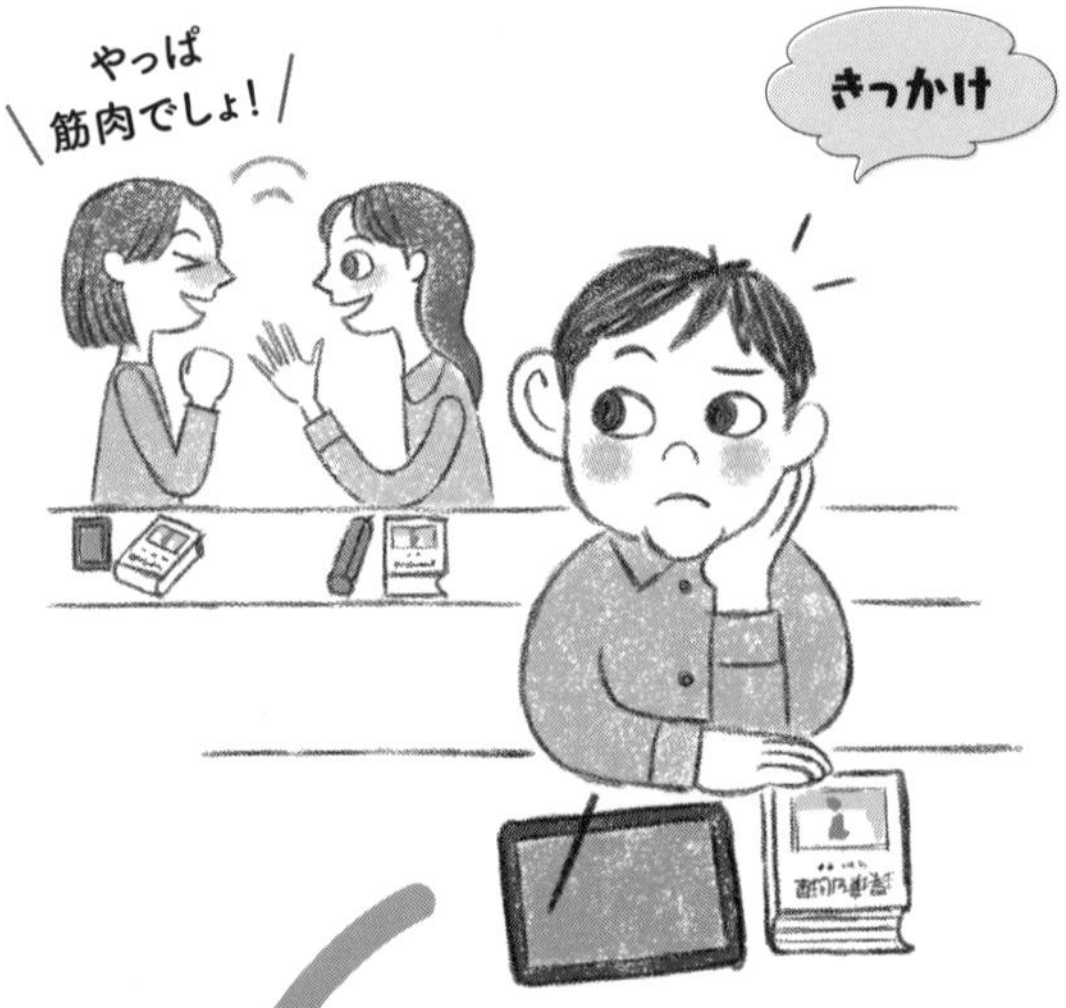
やっぱ筋肉でしょ!
きっかけ

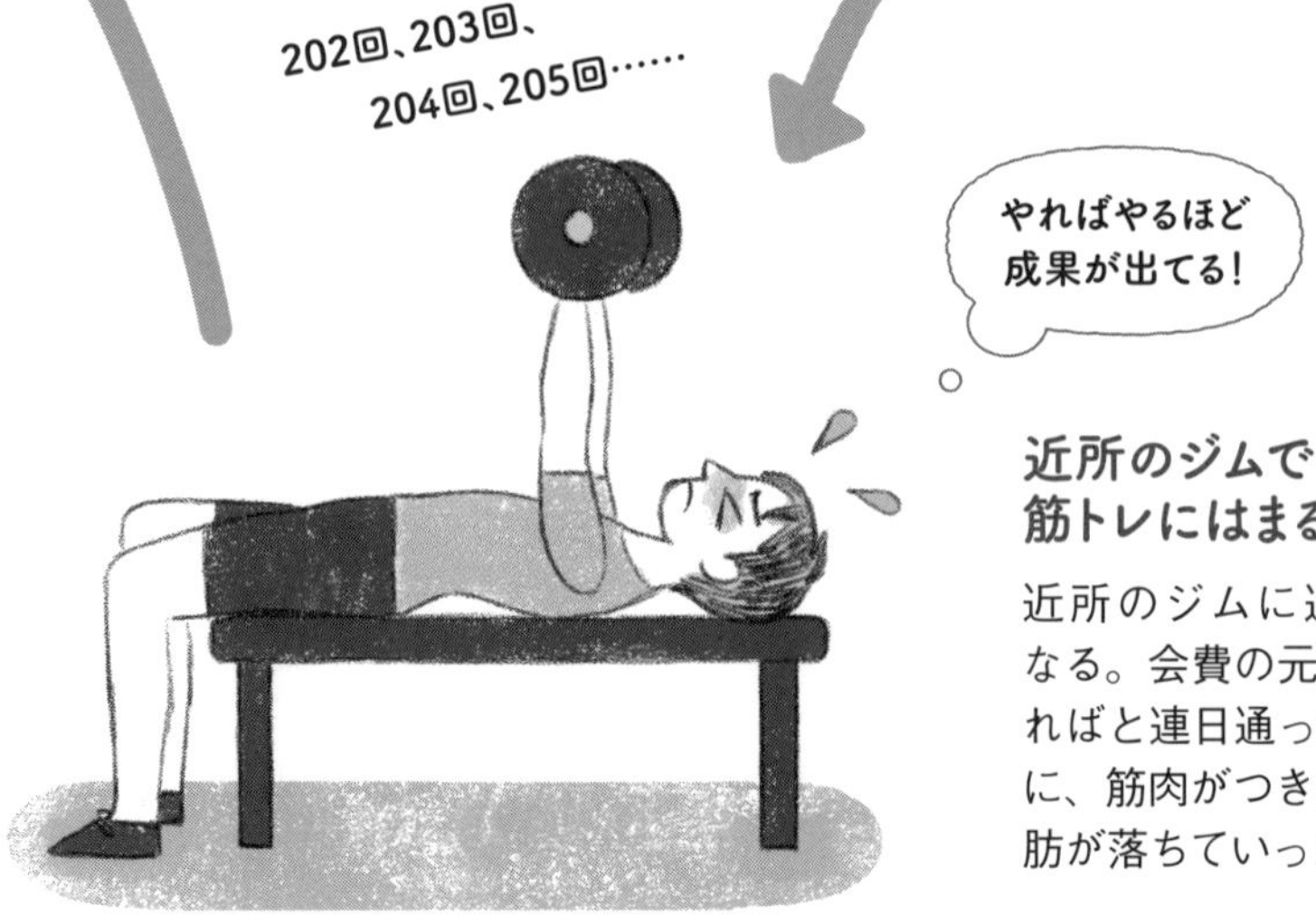
202回、203回、204回、205回……
やればやるほど成果が出てる!

近所のジムで筋トレにはまる

近所のジムに通うようになる。会費の元もとらなければと連日通っているうちに、筋肉がつき始め、体脂肪が落ちていった。

筋肉質の男性が大量に食べても、周囲はあまり心配しないため、発見が遅れる。

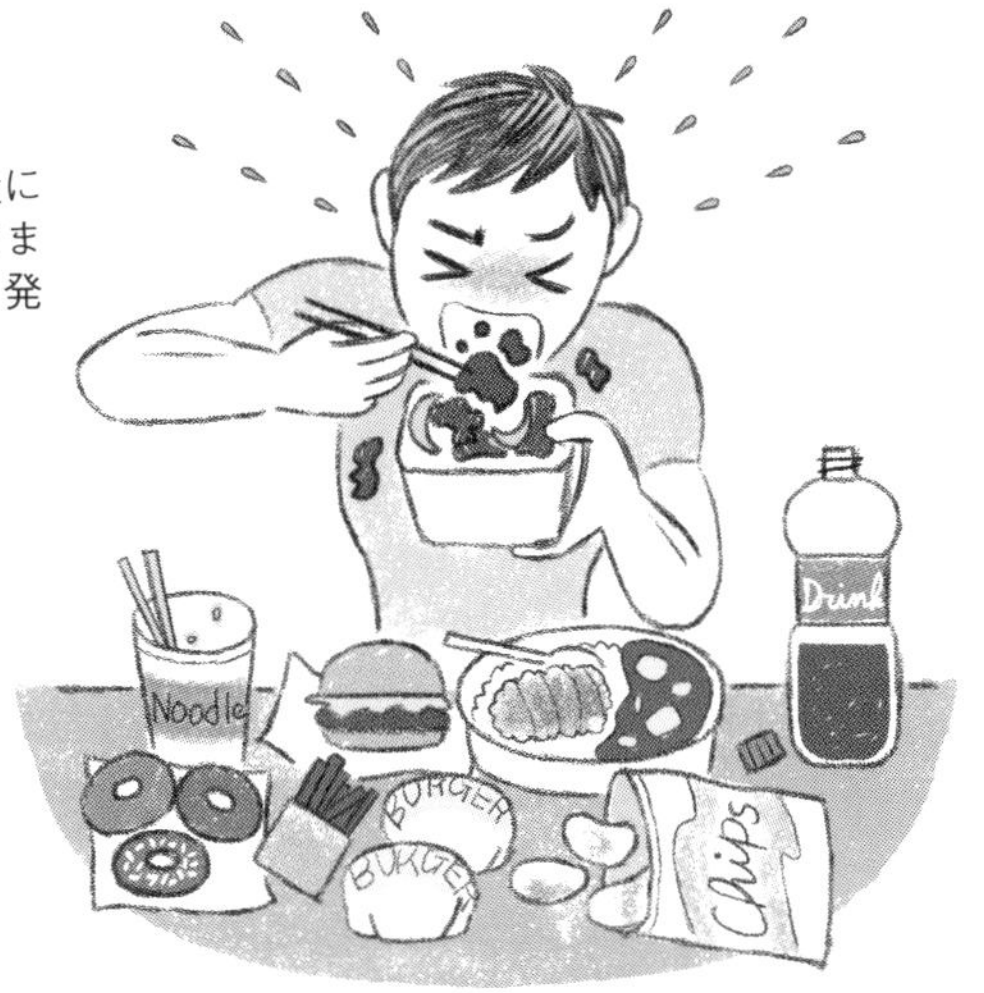

過食症より、
まず適応障害などで
通学できなくなり、
心療内科で受診。
摂食障害の併発を疑う
ケースが見られます。

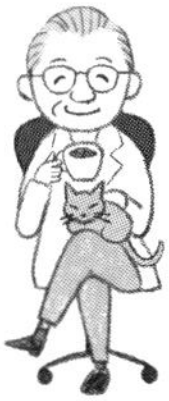

過食し、体重増加が怖くて嘔吐

筋肉を増やすため、たんぱく質中心の食事に。一日中、筋肉増強を考えている。しかし制限食の反動で過食におちいり、食べては嘔吐をくり返すように。

高校生や大学生など10代後半男子の過食症が増加しています。この年代の男の子がむちゃ食いしていても過食症とは思われず見過ごされてしまいます。

しかし、人知れずドカ食いと排出をくり返して苦しんでいるのです。

米国では摂食障害の患者さんの3人にひとりが男性とされ、約1000万人の男性が人生のある時期に摂食障害を経験しているという報告もあります。

男性の摂食障害の背景には「細マッチョ＝もてる」「脂肪のない筋肉質の体が理想的」という男性像があります。

テレビやネット、雑誌はもちろん、ジムや運動器具、栄養補助食品会社などのCMによりつくられたものでしょう。

治療をすれば回復しますが、男性のほうが死亡リスクは高く、早期介入が重要という米国の研究もあります。

過剰な筋トレや糖質制限などの偏った食生活、サプリメントやプロテインの過剰な摂取のほか、食事中や食後すぐトイレに駆け込むなどの行動があれば、摂食障害を疑ってみてください。

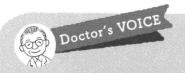

Doctor's VOICE

家庭は子どもの安全基地。家族の支援も大切

多くの摂食障害はごく一般の家庭で起こる

ほとんどの摂食障害はごくふつうの家庭のごくふつうの子どもが発症します。

摂食障害には精神面でのサポートが欠かせないので、家族のあり方は重要です。

たとえば、患者さんのなかには、母親が重度のうつ病などの精神疾患で苦しんでいたという方もいます。

子どもは、頼るべき母親が病気になると、精神的に不安定になります。「自分も病気になってお母さんと一緒にいたい」などの意識が働いて、具合がわるくなることもあります。

また、母子が密着して一体化すると、支え合ったりぶつかり合ったりしながら互いにマイナスの影響を及ぼしてしまいます。

親御さんはつい自分のことを後回しにしがちですが、ストレスや困難を感じている場合には、まずご自身の健康を守るために、精神科や心療内科などに相談してみることをおすすめします。

家庭全体で治療を

子どもにとって家庭は安全地帯です。小さな問題でも大きく影響します。夫婦間では「ささいな言い争い」と思っていても、目の前で両親がけんかしていれば子どもは不安になるでしょう。離婚やＤＶなどのトラブルがあればなおさらです。

また、病気の親やきょうだい、祖父母の世話を任されるヤングケアラーの子どもたちのなかにはストレスを抱え摂食障害になる子もいます。

家庭内に問題を抱えている場合には患者さんだけでなく家庭全体を含めた治療が必要です。

Part2

低栄養の危険

不可解な行動を理解し、治療につなげる

低栄養状態がつづくと、
さまざまな二次障害が起こります。
なにより認知のゆがみが生じるため、
受診自体を拒否するようになる人も。
低栄養による心身の変化をよく理解し、
受診につなげることが大切です。

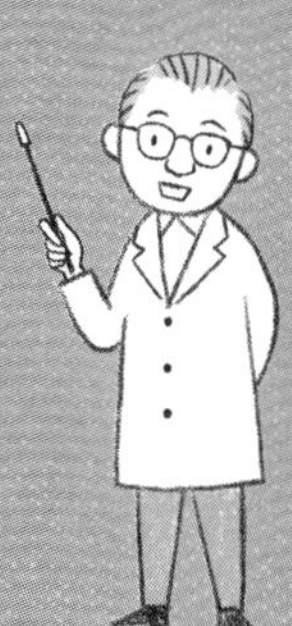

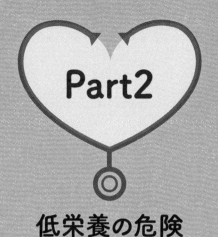

太ることへの不安や恐怖でこだわりと自責が強まる

自然で楽しい「食事」が苦痛になる

摂食障害の根底には「体重増加への恐怖」があります。本人は体重測定など体重に関連することを極端に嫌い、食べものについて考えることさえ苦痛になります。「どうしたら食べずに済むか」という思いで頭がいっぱいになり、食事をとると、食べたカロリーを一刻も早く消費しなくてはと焦ります。

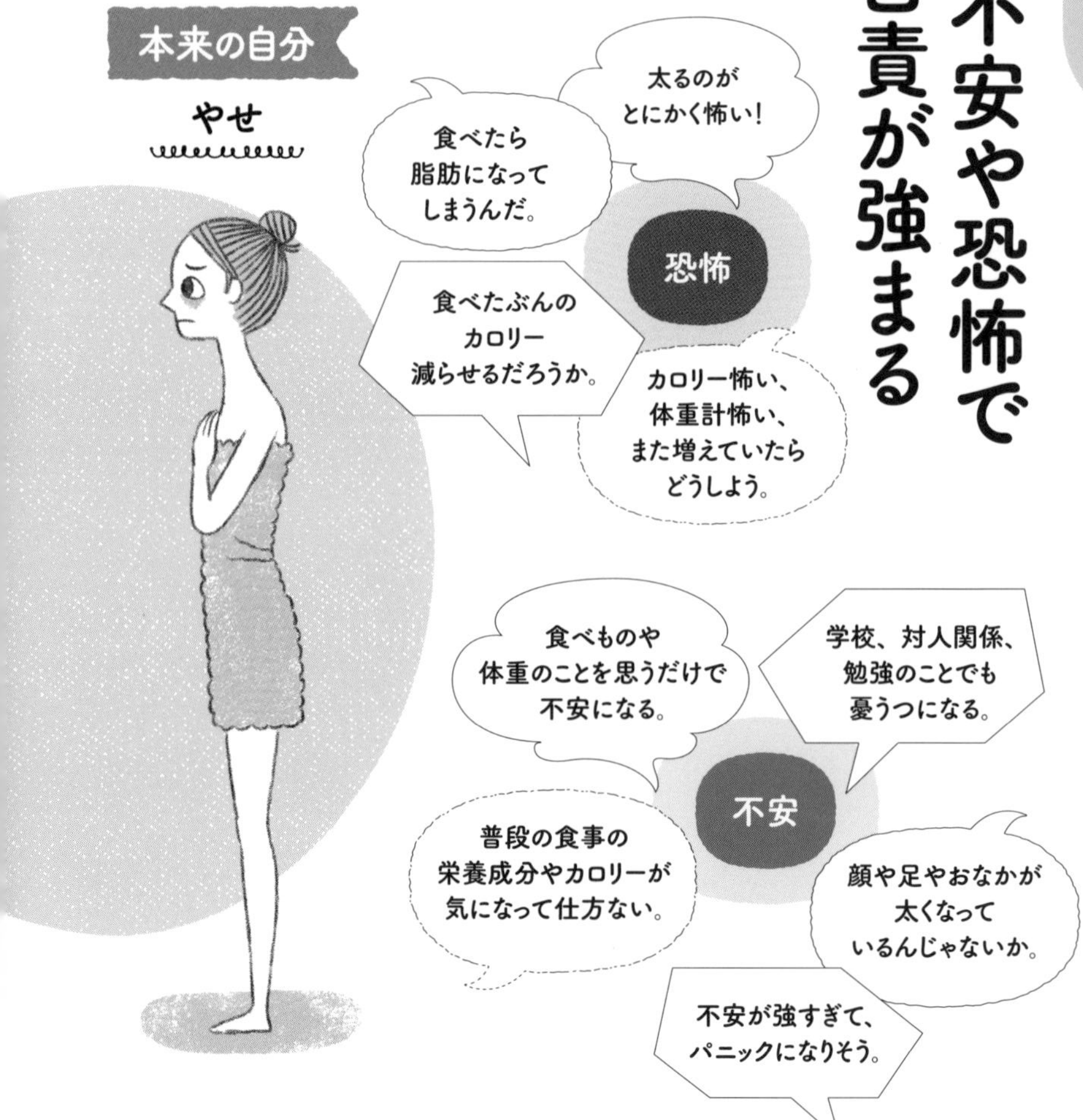
本来の自分
やせ
恐怖
太るのがとにかく怖い!
食べたら脂肪になってしまうんだ。
食べたぶんのカロリー減らせるだろうか。
カロリー怖い、体重計怖い、また増えていたらどうしよう。
不安
食べものや体重のことを思うだけで不安になる。
学校、対人関係、勉強のことでも憂うつになる。
普段の食事の栄養成分やカロリーが気になって仕方ない。
顔や足やおなかが太くなっているんじゃないか。
不安が強すぎて、パニックになりそう。

「恐怖」「不安」「思い込み」「自責」の気持ちが渦巻く

摂食障害では必要な食事がとれなくても空腹や疲れを感じることは少なく、元気で活発に過ごすので受診が遅れがちです。一方で低栄養状態が進むことで身体的な変化（低血糖、電解質・内分泌・骨代謝・脳機能等の異常）が生じ、認知のゆがみが強くなり、やせていても「太っている」という観念にさいなまれます。食べるたびに自責の念に襲われ、排出行動やパニック発作を生じることもあります。

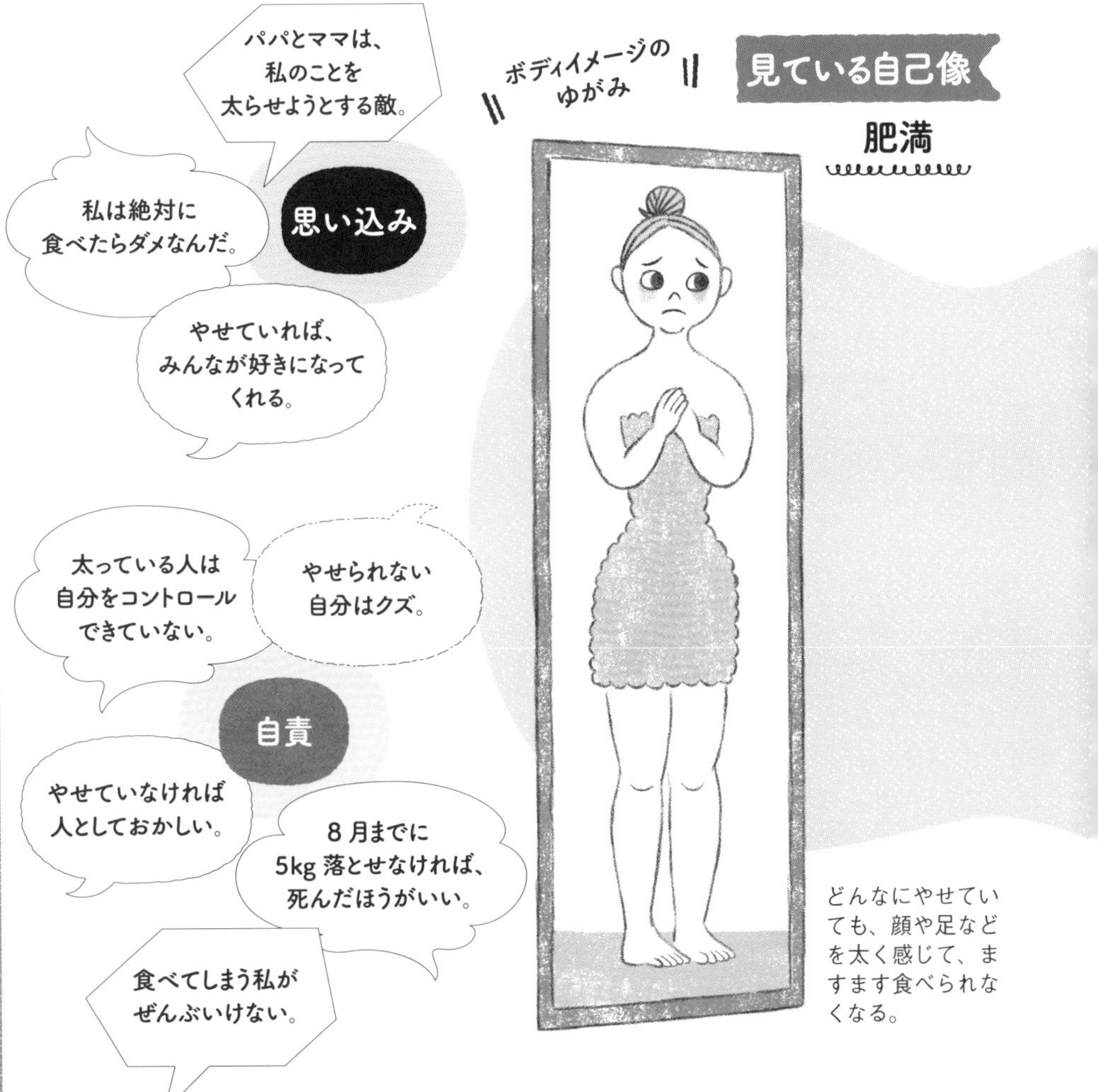
パパとママは、
私のことを
太らせようとする敵。
私は絶対に
食べたらダメなんだ。
思い込み
やせていれば、
みんなが好きになって
くれる。
ボディイメージのゆがみ
見ている自己像
肥満
太っている人は
自分をコントロール
できていない。
やせられない
自分はクズ。
自責
やせていなければ
人としておかしい。
8 月までに
5kg 落とせなければ、
死んだほうがいい。
食べてしまう私が
ぜんぶいけない。

どんなにやせていても、顔や足などを太く感じて、ますます食べられなくなる。

ダイエットによる体重減少で心身の機能が障害を受ける

ダイエットが招く心身への悪影響・悪循環

神経性やせ症

神経性やせ症になることで、以下のような変化が起こり、食事制限をやめられない悪循環が生じる。

- □ やせ願望の増大
- □ 身体への不満増大
- □ 体重をコントロールできなくなる恐怖
- □ 不安の増大

▼

食事制限がやめられない

不 安

ドパミンが不安を高め、動機づけにかかわる食物制御回路を活性化。

↑↓

食事制限により、ドパミン受容体に影響。

▼

食事制限の意欲がどんどん強まる

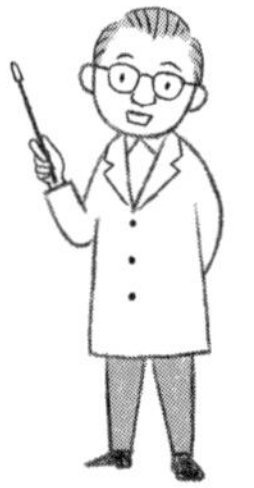
体重が減り、
生理的変化が起こることで
ますます摂食障害から
抜け出せない状態に
おちいります。

食事制限、ダイエットによる栄養不足、体重減少は、心理面にも身体面にも影響。結果的にダイエットを加速させ、自分ではとめられない状態におちいる。

意識的な動機づけ

ダイエット、食事制限

体重減少

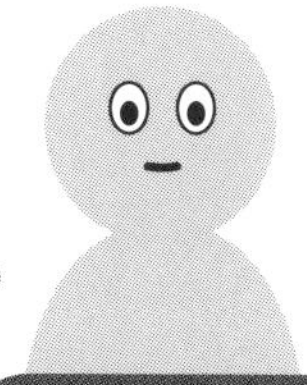

無意識的な動機づけ

生理的変化

栄養不足がホルモンに影響し食欲が減退・増進する。ドパミン受容体に影響し、ダイエット欲が加速。

食物摂取のシステムが変化する

●神経内分泌
さまざまなホルモンに影響し、食事欲求シグナルが変化。食欲が減退したり、増進したりする。

●神経伝達物質
神経伝達物質ドパミン受容体の影響で（予測していた体重より）体重が減ることに価値を感じる。

遺伝的要因

- □完璧主義
- □強い不安
- □損害回避傾向

出典：Frank GKW.et al : Motivation to eat and not to eat -The psycho-biological conflict in anorexia nervosa. Physiology & Behavior.2019

発症前後の心のメカニズム②

食べることへの不安が増す。食べようとしても「食べられない」

摂食障害が進んでいく過程で、体重増加への不安や恐怖、認知のゆがみなどが表れます。こうした心の作用には、ホルモンや神経伝達物質などさまざまな体内物質の変化がかかわっています。

食べものをとり入れる生理的なしくみに変化が起こる

なんらかのきっかけでダイエットを始め、体重が減少すると、体内物質に影響し、生理的変化が生じます。

たとえば神経内分泌物質では、食欲を抑制するレプチンが低下し、食欲を亢進させるグレリンが増加します。また、ストレスが増えるとストレスホルモンであるコルチゾールが増加し、食欲が増えたり減ったりします。さらに楽しみを促す愛情ホルモンであるオキシトシンが減少すると、食への興味が減退します。

このように、神経内分泌物質の増減によって食欲のシグナルに変化が生じ、食行動に影響を及ぼすのです。

脳内の神経伝達物質の役割も重要です。報酬を司るドパミンの感受性が増加し、自分の体重が「予測よりも減っていること」により高い価値を感じます。これを予測誤差といいます。予測誤差が強くなると「それなら、もっとやせなくては」という強迫観念に苦しむことになります。

体重が減るほど悪化し、食事制限は厳格になる

ドパミンの過剰放出は、不安感を高め、食物制御回路を活性化することもわかっています。このため、体重が減少してドパミン感受性が高まると、不安感が増し、ますます自分に厳しい食事制限を課すようになります。食事の量だけでなく、内容や食事時間、カロリー消費のための運動なども厳格に決めて守ろうとします。

このような強迫的な完璧主義は、もともとの気質や遺伝的要因の場合もありますが、多くは低体重による生理的変化によるものです。

摂食障害の患者さんには「自分が病気である」という病識がほとんどなく、いつもと同じように元気に過ごしています。やせていても活動的で病人には見えないことも。体重が減少するにつれて体内ではこうした変化が生じていることを理解しておく必要があります。

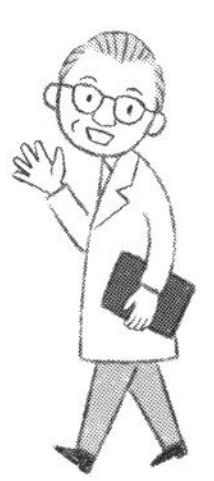

摂食障害になったお子さんがかたくなな態度をとる理由は、親に反抗したいわけではなく、栄養状態の悪化によるものなのです。

認知のゆがみ❶

「私はとても太っている」脳機能に変化、思い込みが加速

低栄養は体内の分泌物質の変化による生理的変化だけでなく、脳の機能にも深刻な影響を及ぼします。

神経細胞の脂肪やたんぱく質まで分解が進む

脳は体のなかでもっともエネルギーを消費する器官です。全体重の2％ほどしかないのに、体が消費するエネルギーの約20％を消費するといわれています。このため、栄養が不足すると、脳はとても大きなダメージを受けてしまいます。

一般に食事などでじゅうぶんにエネルギーが供給されず栄養不足になると、体は脂肪を燃焼させてエネルギーを生成します。さらに栄養不足がつづくと、今度は筋肉内のたんぱく質を分解してブドウ糖にし、それを燃焼させてエネルギーにします。

ところが摂食障害で極端な低栄養状態が長期間つづくと、体内のブド

ウ糖も枯渇します。すると飢餓状態におちいった脳はエネルギーを得ようと、神経細胞の脂肪やたんぱく質を分解し始めてしまうのです。

慢性的な低栄養は脳の萎縮をもたらす

神経細胞の脂肪やたんぱく質の分解が進むと、脳は容積が減少して萎縮するといわれています。事実、神経性やせ症の患者さんの脳には脳萎縮や神経細胞の消失、情報伝達を担うシナプスの密度低下が見られるという報告があるのです。

とくに高度な認知機能や行動の制御を司る前頭葉の機能障害は深刻です。認知のゆがみが生じて「自分は太っている」「もっとやせなくては」という思い込みが強くなったり、０か１００かという極端な思考が働いたり、自己肯定感が低下し「自分はダメだ」と落ち込んだりします。

患者さんといくら話しても理屈が通らないように感じるのは、こうした脳へのダメージによるものだと考えられます。

ほとんどの場合、こうした脳機能の低下は一時的なものです。体重が回復すれば脳の機能も回復します。でも、長期的な影響はまだわかっていません。認知のゆがみやうつなどの疾患が神経性やせ症の悪化に拍車をかけないように、早期に適切な治療をすることが大切です。

食欲を左右する脳の島皮質

飢餓状態がもっとも影響を及ぼすのが、脳の島皮質とされています。島皮質は食欲や食行動を調整するとともに、外的環境と自己の身体感覚のバランスをとる重要な役割を担っています。

神経性やせ症によって脳が低栄養になるとこれらの機能が低下し、食欲・食行動の異常や満腹感の増大、ボディイメージのゆがみ、自分自身に対する嫌悪感、病識の欠如などが生じると考えられています。

認知のゆがみ❷

思春期特有の自尊心の低さ。心身のアンバランスを理解

摂食障害は誰でもなりうる病気ですが、同じようにダイエットをしていても摂食障害になる人とならない人がいるのはなぜでしょうか。

思春期だから自尊心が低くなることがある

かつて摂食障害になりやすい人には完璧主義や不安症、強迫症などの特徴があるとされていました。いまでもそうした傾向はありますが、むしろ見逃せないのが自尊感情の問題です。

摂食障害になりやすい人の多くは自尊感情の低さが目立ちます。自尊感情とはひと言で言えば自分の価値に対する評価ですが、他人からの評価が強く反映されています。自尊感情の低い人は他人の目を意識した「やせ願望」が強く、ダイエットに走る人が多いと見られます。とはいえ、もともと自尊感情の低い人がやせ願望をもち摂食障害におちいるというわけではありません。

思春期には誰でも多かれ少なかれ他人の目を意識するようになり、自尊感情は揺れ動きます。いわば、思春期特有の自尊感情の低さと精神的な不安定さが摂食障害を引き起こすといえるでしょう。近年、精神疾患発病前の状態を示すＡＲＭＳという言葉が注目されています（下参照）。思春期の精神状態は不安定であることは配慮すべきだと思います。

治療では自尊心の引き上げも課題になる

摂食障害は低年齢化してきており、小学生の患者さんも増えています。摂食障害が思春期に多い病気であることを考えると、いまは子どもの思春期が低年齢化しているということもできます。

かつて子どもたちはいろいろな経験を通して学び、大人への道をゆっくり歩むことができました。それに比べるといまの子どもたちは経験するよりも先に知識や情報に触れ、早く大人になってしまいます。体の成長も早くなっています。頭と心と体のアンバランスが、昔とは異なる問題を子どもたちに投げかけているのかもしれません。

小児科の医師としては、自尊心の低さが根底にある患者さんに対しては、治療を通して本人ができていることに注目し、ほめ続け、自信をつけてくれるようにすることが大切だと感じています。

誰にでもある思春期の精神疾患リスク

ＡＲＭＳ（精神病発症危険状態）とは、近年用いられるようになった「精神病の発症リスクが高い状態」を指す概念です。ＡＲＭＳにある人は３年で25～35％がなんらかの精神疾患に移行するとされています。この時期に専門家に相談することで早期治療が可能となり良好な経過が望めます。ただし、思春期には誰でも精神的に不安定になるため、症状が思春期特有のものなのか、慎重に観察する必要があります。

早期治療の必要性

「いつか食べればいい」はダメ。放置すると自殺の危険も

摂食障害は治せる病気ですが、治るまでの期間は人により異なります。数年以内に治る人もいれば、十数年かかる人もいます。

早期&若いうちに治療するほうが回復しやすい

治療の決め手は、できるだけ早く、若いうちに治療を開始することです。治療開始時期が発症から3年未満だと回復率が高く、遅くなるほど予後がわるいとされています。摂食障害に早期対応が大事なのは、低栄養が体に与えるダメージが大きいからです。低身長や骨《こつ》粗《そ》鬆症《しょうしょう》のほか、生理不順や無月経など生殖系の問題、認知機能低下など脳機能の問題など、低栄養が成長期の体に及ぼす影響ははかり知れません。

また、病気が思春期の精神的成長の足かせとなったり、希望する仕事への道を絶たれたりするなど、将来にも影を落としてしまいます。

ただし摂食障害は、治療が遅れたからといって治らない病気ではあり

摂食障害からの回復率

神経性やせ症

2.5年後 ▶ 29%
8年後 ▶ 68%
16年後 ▶ 84%

神経性過食症

1年後 ▶ 27〜28%
10年後 ▶ 70%以上

しかし……

神経性やせ症

10年後 ▶ 5%前後が死亡

出典：欧米での複数の調査をまとめた報告「摂食障害情報ポータルサイト」
（URL　https://www.edportal.jp/q_a.html）より作成

ません。欧米の調査によると、神経性やせ症は16年で84％、神経性過食症は10年で70％が回復するとされています（P52下参照）。

神経性やせ症の自殺による死亡率が高い

治療開始後、最初の4週で体重が週に500g程度増加し、そのペースをキープできれば良好なスタートです。もっとも、そんなに順調な人ばかりではありません。残念ながら神経性やせ症の患者さんの5％前後の方が10年以内に亡くなったとの報告*があります。そのなかには低栄養だけでなく自殺の方も含まれ、一年につき1000人あたり1・24人で、一般人口の31・0倍でした。ダイエットに失敗して自暴自棄になったり、うつを発症したりして希死念慮にさいなまれる人も多いのです。

食べられるようになり体重が戻ればひと安心ですが、それがゴールではありません。相変わらず体重が増えることを恐れ、カロリーにこだわっている状態では治ったとはいえないからです。中学生まで神経性やせ症だった患者さんのなかには高校生になり過食に移行する人もいます。

焦らず根気よく治療をつづけましょう。健康な体重に回復し、体型にこだわらずおなかが空いたときに食べたいものを食べ、発症前と同じように食事を楽しめるようになれば治療は終結です。

慢性化すると中高年まで長引くことも

小児で発症した場合、おもに中学生までは小児科や児童精神科でみますが、それ以降は精神科、心療内科に引き継がれることが多くなります。摂食障害は長引くと複雑化し、慢性化する傾向にあります。そのため近年は中高年の患者さんが増加しています。また30代以降で発症する人も増えているとされます。

＊Steinhausen H C.Am J Psychiatry, 2002

無月経から不登校まで。将来にわたる危険がある

摂食障害による低栄養は深刻な二次障害を引き起こします。そのため診断では血液検査や尿検査など詳細に身体状態をチェックします。

無月経、病的骨折や低身長、歯が抜ける危険も

低栄養状態がつづくと肌が荒れてカサカサになり、脱毛、産毛の密生、貧血、めまい、低体温、低血圧、内臓の働き低下などが生じます。

また、女性ホルモンが減少すると月経が止まってしまいます。無月経状態が長くつづくと女性の体は妊孕性《にんようせい》（妊娠するための能力）が低下して、将来妊娠できなくなる恐れがあります。女性ホルモンは骨の形成にも重要な役割を担っており、不足すると骨密度が低下し骨粗鬆症《こつそしょうしょう》のリスクが高まり、運動時に病的な骨折をしやすくなります。年齢相当の身長の伸びが止まり低身長になるリスクも。

さらに嘔吐で胃液が口腔内に逆流すると、胃酸が歯のカルシウムを溶

低栄養による二次障害

月経が来ない

女性ホルモンの分泌が始まらず初経が来ない「原発性無月経」、また月経が来なくなる「無月経」が生じる。それにともない以下のような問題も起こる。

- ☐ 肌荒れ ☐ 脱毛 ☐ 産毛が濃くなる ☐ 貧血
- ☐ めまい ☐ 低体温 ☐ 低血圧 ☐ 低身長
- ☐ 内臓が働かない ☐ 骨密度低下（骨折の危険）

など

むし歯になり、歯が抜ける

低栄養で歯が抜けたり、過食で頻繁に嘔吐することで胃酸による酸蝕症が起き、むし歯に。

かし（酸蝕症《さんしょくしょう》）、むし歯になり抜けやすくなります。歯が抜ければ、若いうちから入れ歯になってしまうかもしれません。

このように、長期間の低栄養は体をボロボロにしてしまいます。成長が妨げられ、健康の土台が崩れ、回復までに時間を要します。

リストカットや窃盗症、不登校になることも

精神的な二次障害も深刻です。うつやパニック障害、依存症を併発します。薬物過剰摂取やリストカットをくり返す人もいます。

窃盗症（クレプトマニア）は小中学生にはほとんど見られませんが、大人の過食ではよく見られます。食事をがまんしている人がコンビニに行き、数十円のお菓子を万引きするなどのケースもあります。

子どもの場合は、友だちとのコミュニケーションがうまくとれなくなって不登校になることがあります。もともと対人関係の苦手な子が病気をきっかけに不登校になるケースもありますが、体重が回復したらうまく学校生活に戻り、充実した毎日を送ることで回復していきます。

成長期の子どもには、家庭だけでなく学校での生活も大事です。家と学校がひとつのチームという意識をもち、担任や養護教諭と連携しながらお子さんをサポートしてください。

同時に起こりやすい精神的問題

不登校

摂食障害の子のなかには、なんらかの原因（生物学的、心理的、社会的要因・背景など）で登校できなくなる子も見られる。

薬物過剰摂取、クレプトマニア

薬物の過剰摂取（OD）、自傷行為（リストカット）をくり返したり、窃盗症（クレプトマニア）が見られたりすることがある。

うつ病、不安症、強迫症

低栄養で脳内神経伝達物質やホルモンが変化し、精神疾患を引き起こすことがある。

受診ルート

かかりつけ医にまず相談。摂食障害の認識は広がっている

摂食障害の治療は早いほどよいのですが、残念ながら気づくのが遅れたり、受診をためらううちに受診が遅れるケースも珍しくありません。

「摂食障害＝精神の病」と精神科にこだわることはない

摂食障害のある本人は病識が乏しく、しかも体重が減っているうちはダイエットが成功している達成感があります。明るく活動的に行動するため、周囲も見逃してしまいます。やせすぎを心配し、家族が声をかけても、無理に食べさせられ太ることを恐れ、病気を否定します。

受診が遅れるのは、医療機関へのかかりづらさも一因です。何科に行ったらいいのかわからず先延ばしにしたり、摂食障害＝精神の病気と思い込み、精神科の受診を躊躇したりする人もいます。また、精神科はなかなか予約がとれない場合もあります。そうこうするうちに体調が悪化し、救急で小児科に運び込まれたり、低体重が進行し二次障害を起こし、内

＼＼キーワード検索！／／

……子どもの精神疾患や心の問題にくわしい……

日本小児科医会　子どもの心相談医検索　検索

……さらに専門的な診療を望むなら……

日本小児心身医学会認定医　認定医名簿　検索

子どものこころ専門医　専門医一覧　検索

医療機関の窓口

- 小児科
- 内科（かかりつけ医）
- 婦人科
- 歯科
- 精神科・心療内科

……迷っているなら……

- 学校（担任等、養護教諭、スクールカウンセラー）
- 総合病院
- 保健所・精神保健福祉センター

科や婦人科、歯科を受診したりして発覚することも。

そのような事態におちいらないためには、できるだけ早く医療機関を受診することが大事です。精神科にこだわる必要はありません。小児科や内科など受診しやすい医療機関に相談してください。

小さい頃から知っている医師だと、より安心

小中学生なら、かかりつけの小児科や内科の医師がよいのではないでしょうか。家の近くにあって、心配事があればすぐ相談に駆けつけることもできます。なにより小さい頃からみてもらい、子どものことをよく理解してくれているという安心感があります。

小児科では近年、「家庭医」になろうという姿勢の医師が増えています。また、開業医を対象に摂食障害に関する研修も多く開かれており、多くの小児科医は、この病気について勉強しています。問診で鑑別診断を行い、適切な医療機関につなげてくれるはずです。

子どもの精神疾患や心の問題についてよりくわしい小児科医を探したい場合は「子どもの心相談医」で、より専門的な診療を望む場合は「日本小児心身医学会認定医」「子どものこころ専門医」で検索することもできます（P56下参照）。

親だけで相談したいなら、まずは保健所へ

精神科なら、本人の同意があれば保険診療内で家族の相談が認められています。

しかし、小児科にはそのしくみがありません。

親御さんだけで相談したい場合、地域の保健所や精神保健福祉センターなどに相談してみるといいでしょう。

児童の摂食障害にくわしい精神科など、適切な医療機関を紹介してもらえます。

正しい声のかけ方

教員や友だちの力を借り、本人の困りごとに寄り添う

摂食障害になると、本人は体重のことで頭がいっぱいになってしまいます。周囲の大人が病気の深刻さを伝えなくてはなりません。とはいえ、思春期という年齢的な難しさもあり、伝え方には注意が必要です。

危険な病気だと言って追い詰めてはいけない

この時期の子どもは、基本的に親の言うことに反発しがちです。親が正しいとわかっていても、素直に聞けずけんかになってしまうことも。担任や養護教諭、スクールカウンセラーなど第三者の力を借りて受診をすすめてもらうほうがスムーズです。なかにはなかのいい友だちに言われ、受診を決めたという子どももいます。

どんなに心配でも「死ぬかもしれない」などと脅すのは絶対やめてください。病気で心が不安定になっているのに親から追い詰められれば、ますます不安感が募って受診に恐怖感を抱いてしまいます。

声のかけ方のポイント

最近疲れやすいし、生理も止まっているんでしょう。

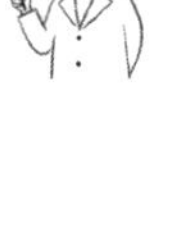

・本人の困りごとに焦点を当て、症状を話題に。

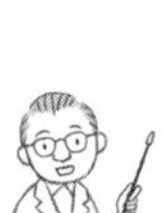

・「私」を主語にこちらの心配を伝える。
・大切に思っていることを伝える。

私はあなたの体を心配している。あなたにつらい思いをしてほしくない。

さりげなく「一回、お医者さんにみてもらおうか」と声をかけるのがよいでしょう。受診すれば、医師が子どもにもわかるようにきちんと説明してくれるはずです。

親が心配を伝えるときは「私は」を主語にして

子どもが病気になれば、親御さんが心配になるのは当然です。ただし、ネガティブな感情をそのままぶつけると、子どもは心を閉ざしてしまいます。たとえば「食べなくちゃダメでしょ」「このまま治らなかったらどうするの」など否定的な言い方をするのは絶対に避けてください。症状によって親は自分を太らせる敵だと感じています。さらに一方的に批判されていると感じ、素直に受診する気持ちにはなれないでしょう。

また、「みんなが心配してるよ」などと主語を複数にするのもやめたほうがいいでしょう。声かけをするときはつねに「私」を主語にして気持ちを冷静に伝えてください。

たとえば心配しているときは「私は、あなたの体が心配だよ」と、一対一で語りかけます。少しでもよくなってきたら「よくなってきて、私はうれしいよ」と、自分の気持ちをそのまま伝えましょう。本人の心にまっすぐ届きます。

ただし、
立っていられないほどの
状態であれば、
緊急で医療機関に
かかるようにしましょう。

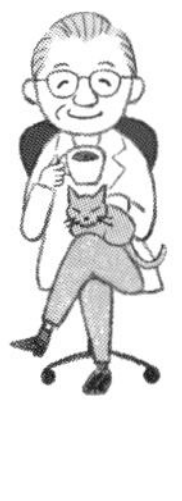

体に問題がないとわかれば、
安心できるでしょう。
一度お医者さんにみてもらおう。

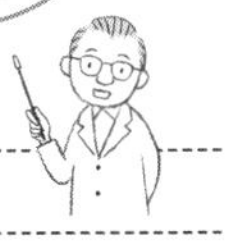

・摂食障害だと決めつけ、
心理的な問題を強調しない。
・自分で受診したいと思ってもらえるようにする。

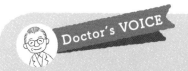

Doctor's VOICE

2回目の受診時に拒絶。「仕方ない」とあきらめないで

初診時の印象で受診をいやがることも

摂食障害の患者さんは「自分は病気じゃない」と思い込んでいることが多く、受診をすすめられると強く反発します。

「朝､起きるのがつらそうだね」とか「生理が止まったのは心配だね」と、具体的な身体症状を話しながら「ちょっとお医者さんに相談してみようか」と促すと、受診を受け入れることが多いようです。

ところが、ようやく子どもが同意して受診したのに、なぜか2回目の受診を「いやだ」と、かたくなに拒否することがあります。

初診の医師に親だけで相談してみる

苦労して受診につなげたのに「もう行かない」と言われると、親は困ってしまいます。

けれども、無理やり受診させようとしてもよい結果は期待できません。摂食障害の治療には主治医との信頼関係が不可欠だからです。

もし、本人が2回目の受診を拒むようでしたら、親だけでも初診してくれた医師に相談してください。

ここで「仕方ない」と絶対にあきらめないことです。

医師と今後の診療方針を相談し、本人が再診を受けやすい環境を整えることも必要です。身体症状にもよりますが、地域の医師に往診を依頼したり、訪問看護を導入したりすることができます。なんらかの方法を検討してくれるでしょう。

親は「いつもあなたの味方だから大丈夫」と声をかけ、子どもに寄り添う姿勢を見せてあげてください。

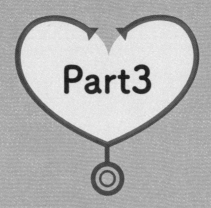

Part3

外来・入院

専門家チームとともに回復を目指す

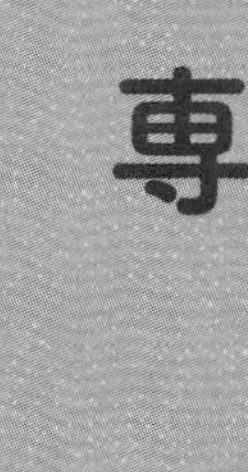

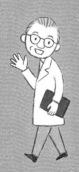

摂食障害は特効薬などがありません。
医療機関にかかり専門家とともに
治療にのぞまなければ回復は遅れてしまいます。
体重減少が激しい場合は
まず入院して身体を治療する必要があります。

まずは体を回復させ、心理療法をとり入れていく

治療を受ければ必ず治せる

治療は基本的に外来で行います。しかし、摂食障害だとわかった時点で、標準体重75%未満の中等症のやせの場合は、入院を検討します。まずは栄養状態を改善させ、身体の健康をとり戻すことを優先します。その後、精神の治療を行います。

食行動、体重や体型へ認知が正常化し、学校や家庭生活を送れるようになることを目指します。

外来で行われる治療の流れ

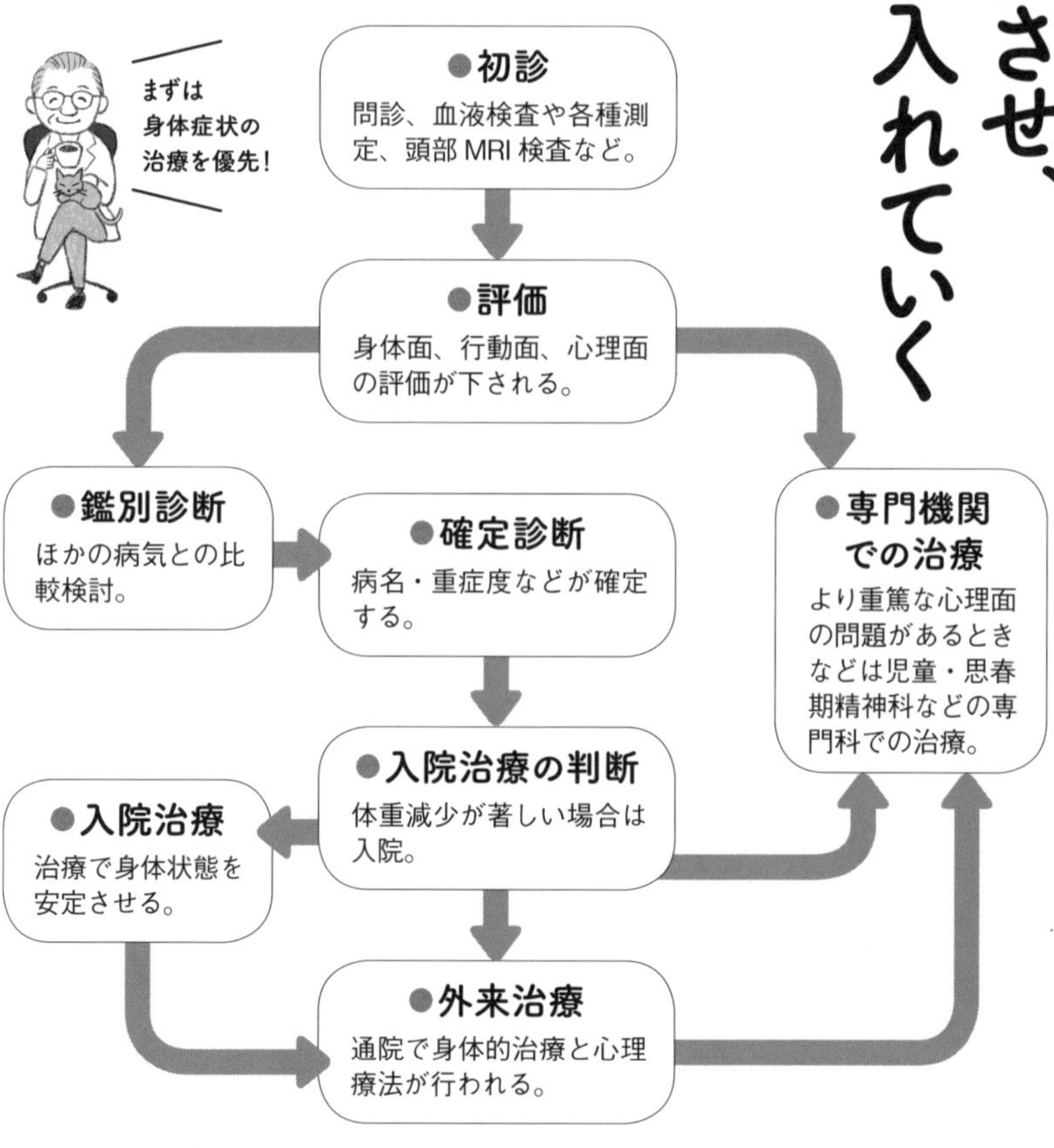
まずは
身体症状の
治療を優先！
●初診
問診、血液検査や各種測定、頭部MRI検査など。
●評価
身体面、行動面、心理面の評価が下される。
●鑑別診断
ほかの病気との比較検討。
●確定診断
病名・重症度などが確定する。
●専門機関での治療
より重篤な心理面の問題があるときなどは児童・思春期精神科などの専門科での治療。
●入院治療の判断
体重減少が著しい場合は入院。
●入院治療
治療で身体状態を安定させる。
●外来治療
通院で身体的治療と心理療法が行われる。

出典：『小児心身医学会ガイドライン集　改訂第２版』（南江堂）

ケースで見る治療開始から終結まで

時間をかけて治していく

初診　検査で体重減少につながるほかの病気を鑑別

初診時にはさまざまな検査と、本人や家族から話を聞く問診が行われる。身体的検査によって、体重減少につながる悪性腫瘍や消化器系の疾患、ホルモンなど内分泌系の病気との鑑別が行われる。

Story

小学6年生の冬に体調が悪化し、かかりつけ医を受診。夏から体重9kg減が発覚し、摂食障害を疑われる。両親とともに総合病院の小児科を受診。

●検査結果と問診の内容から、病状について説明される。1～2回目の診察時に入院の検討も。

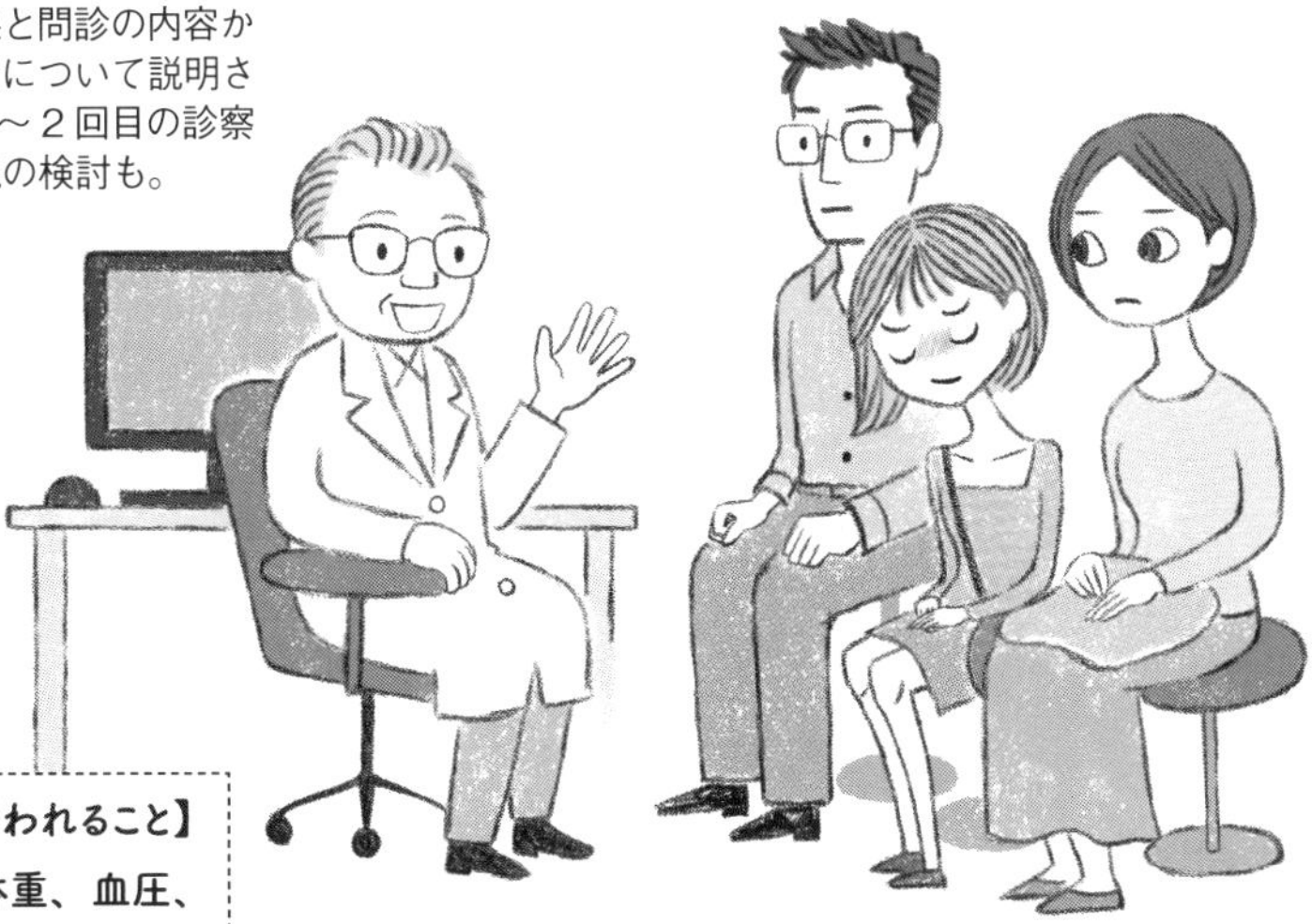

【初診で行われること】
- □身長、体重、血圧、心電図のチェック
- □頭部 MRI 検査
- □血液検査
- □問診

●初診時は、まず本人が病気を認めたがらない。時間をかけて信頼関係を築いていく。

●家族がつき添い、生活の様子を伝える。発達段階で問題があれば、母子手帳などを持参し報告。

Q. 初診時の年齢はどのくらい？

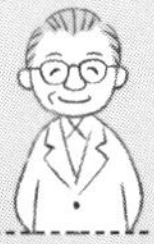

A. 約 13 歳 5 か月

もっとも低年齢は約9歳6か月、高年齢は約18歳3か月。中学生で発症することが多い（子どものこころ診療センター調査より）。

出典：大谷良子，他．過去5年間における小児摂食障害の臨床病型の検討．第122回日本小児科学会学術集会（抄）．2019　作田亮一，他．小児領域の摂食障害の治療の終了を考えるとき．精神科 40，721～727，2022.

入院　体重減少が激しいと入院。再栄養で体重増を目指す

15歳以下の場合は、標準体重の75%未満の中等度のやせ状態では入院が必要になる。この段階ですでに認知のゆがみ（極端、誤った思考）が見られる。75%以上でも1～2か月のうちに急激な体重減少があれば入院。食事、栄養剤から栄養をとり入れる再栄養を行う。

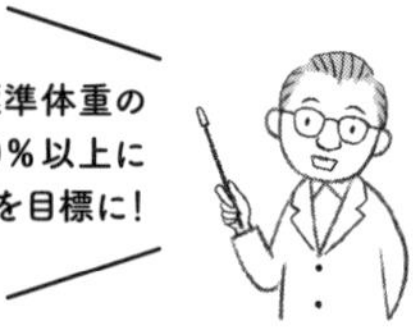

Story

登校にこだわり、休めず、家庭にいても情緒が不安定で食事をとろうとしないことから、入院して治療することに。再栄養が行われ、標準体重の80%に回復したところで退院。

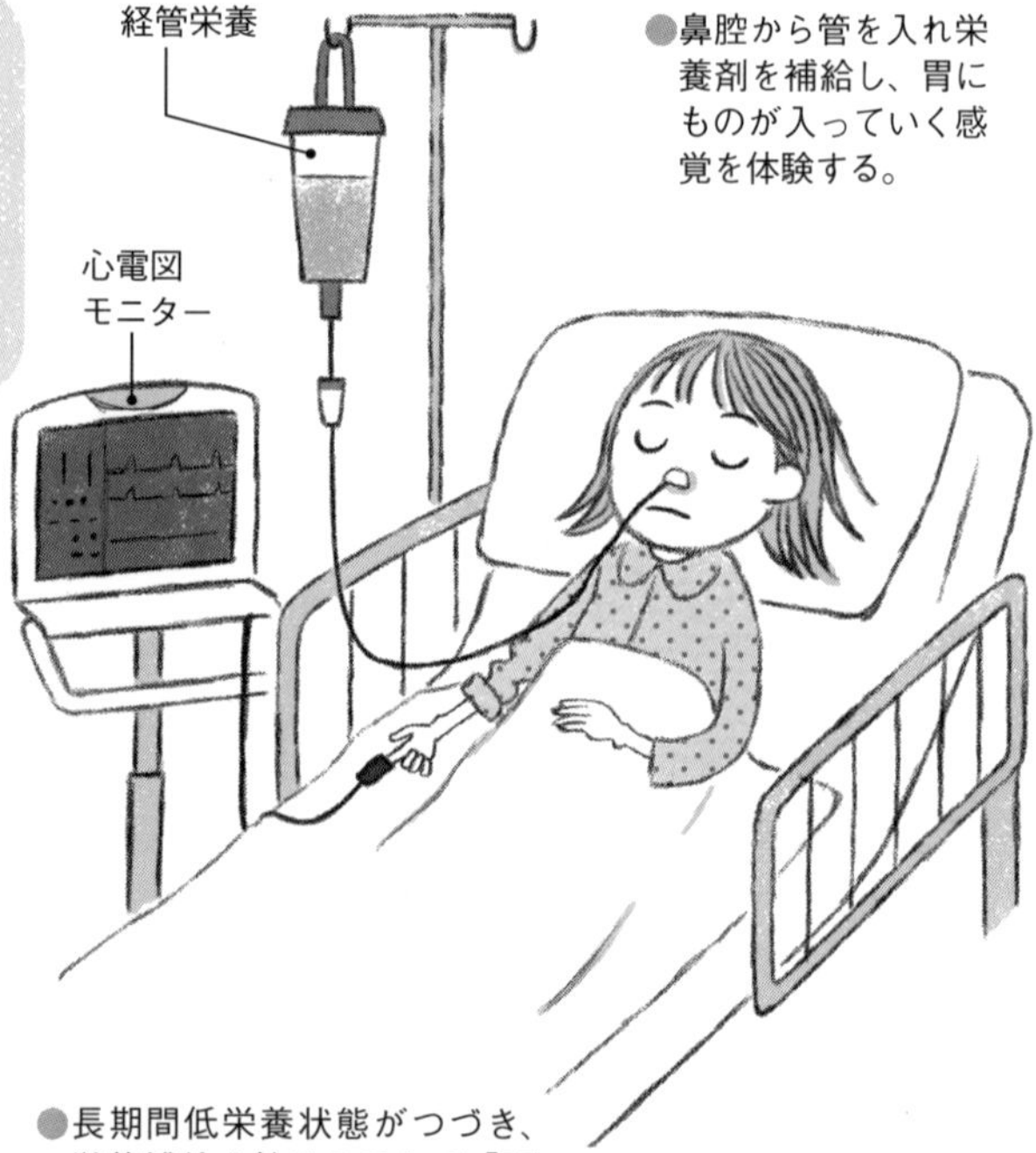

●鼻腔から管を入れ栄養剤を補給し、胃にものが入っていく感覚を体験する。

●急性期は低栄養、低体重で徐脈に。心電図モニターで心臓の状態を確認。

●低血糖や電解質バランスの異常のモニタリングのため、採血もくり返し必要。

●長期間低栄養状態がつづき、栄養補給を始めることで「再栄養症候群（P89）」の危険も。

Q. 入院期間はどのくらい？

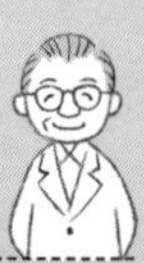

A. 約3か月間

再栄養が必要な時期は、とくに本人の抵抗も強く、再栄養症候群の危険もあるため、治療は慎重に行われる。入院には2～3か月かかることが多い（ただし治療施設により長短がある）。

再栄養後に心理療法。ほかの患者さんとの交流も

体重が増加、身体症状が安定してから、医師、心理士などの指導のもとでさまざまな心理療法も行われる。

●公認心理師（臨床心理士）などが心理療法に当たることが多い。

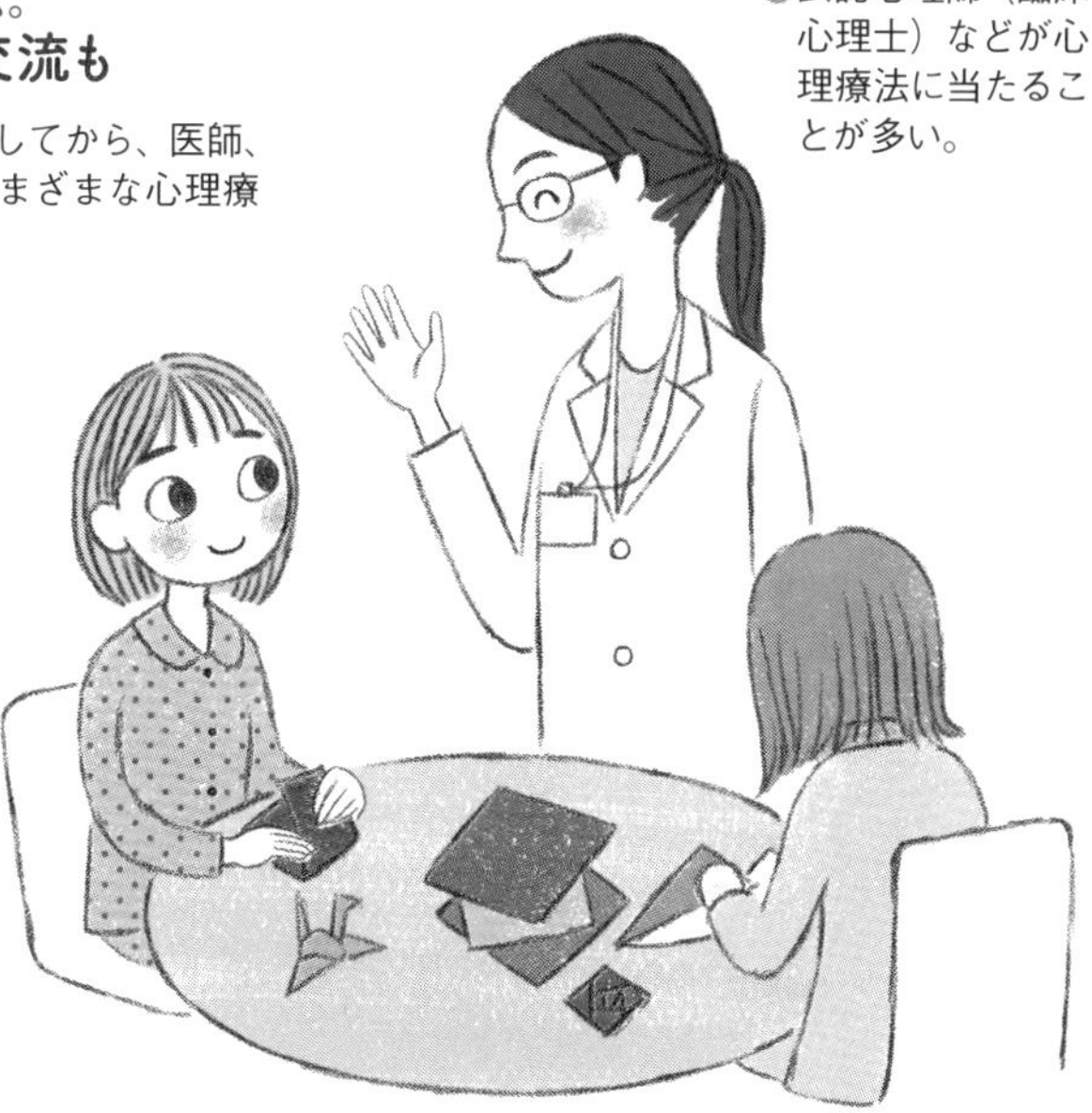

行動表を提示する

埼玉医療センター子どものこころ診療センターでは、子どもに見通しをもたせ、短期的な達成感を得られるように、入院中の行動表を［STEP 1］と［STEP2］の治療段階にわけて提示しています。

［STEP 1］　Aさんの点滴が抜けるまでの行動表

栄養量	達成日	点滴	行ける場所	会える人	お風呂	できること
1000kcal	／	40ml/hr	ベッド上安静。トイレ歩行は看護師の付き添いが必要	両親のみ	清拭のみ	勉強は午前1時間、午後1時間可能
1200kcal	／	30ml/hr			清拭＋洗髪 1／週	

［STEP2］　Aさんの退院に向けた行動表

体重	達成日	食事または注入カロリー	行ける場所	会える人	お風呂	できること
kg～	／	1800kcal	プレイルーム可能（20 分間）	両親のみ	洗髪1／週、シャワー浴2／週	勉強は午前1時間午後2時間可能
kg～	／	以降、体重増加の程度によって決める	プレイルーム可能（30 分間）		洗髪2／週、シャワー浴2／週	

外来通院　退院後の外来通院こそが本当の治療のスタート

退院後は月に１〜２回通院し外来で治療を継続。本格的に認知行動療法などの心理療法を行い、自分の思考の極端さや誤りを修正していく。併存症があると症状が長期化することも。

Story

退院後月１〜２回の診察が行われたが、中学進学後、しばらくすると不登校に。同時に食事もとらなくなっていった。同居する姉の食事を監視するようになり、攻撃的になっていった。

- 多くの時間は家庭や学校で過ごす。環境調整と、保護者や教員の協力が欠かせない。
- うつ病などほかの併存症をともなうと、長期化することがある。

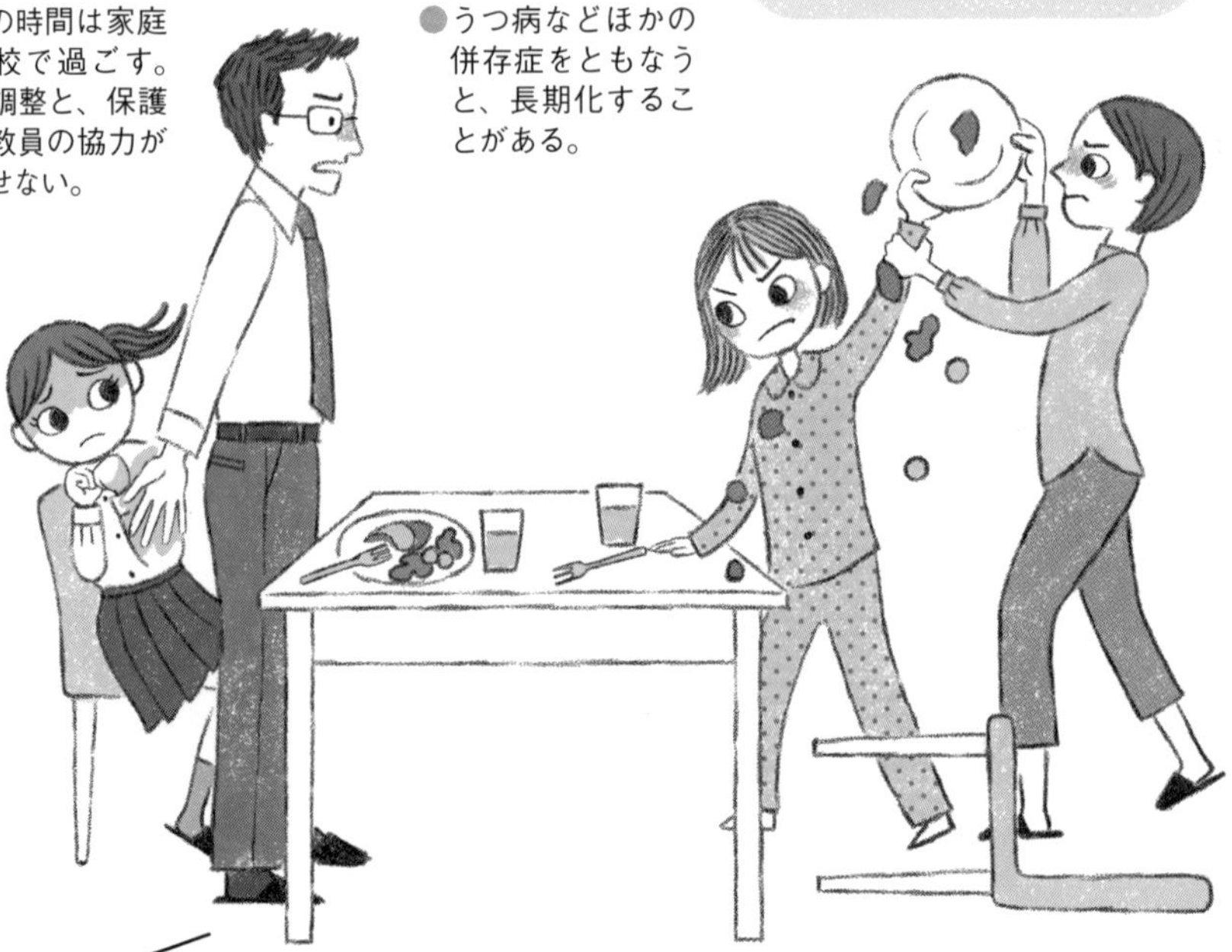

- 適応障害やうつ病、ひきこもりや不登校などの問題が重なるケースも。

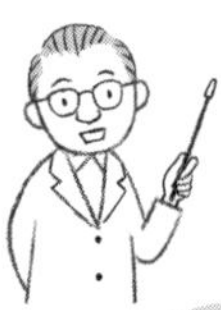

早期に治療し、体重が維持できていれば再燃はそれほど見られません。

Q. 精神的な併存症はどの程度の割合で起きる？

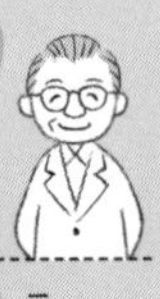

A. 約 47%

適応障害、強迫症、抑うつ、不安症、知的発達症、自閉スペクトラム症などの併存症が見られた（子どものこころ診療センター調査による）。

出典は P63 と同様。

体重や体型へのとらわれが少しずつなくなっていく

規則正しい食行動により、健康な体重が維持できるようになり、体重、体型へのとらわれがなくなり、家庭や学校での生活が順調に送ることができれば、治療は終結。

Story

外来通院をつづけ、「やせたいとは思わない」と医師に告げるまでになる。初経が訪れ、その後の月経も安定。中学へは部分登校で復帰し、通信制高校に進学。好きだったイラストの勉強をつづけ、家族との関係も良好に。

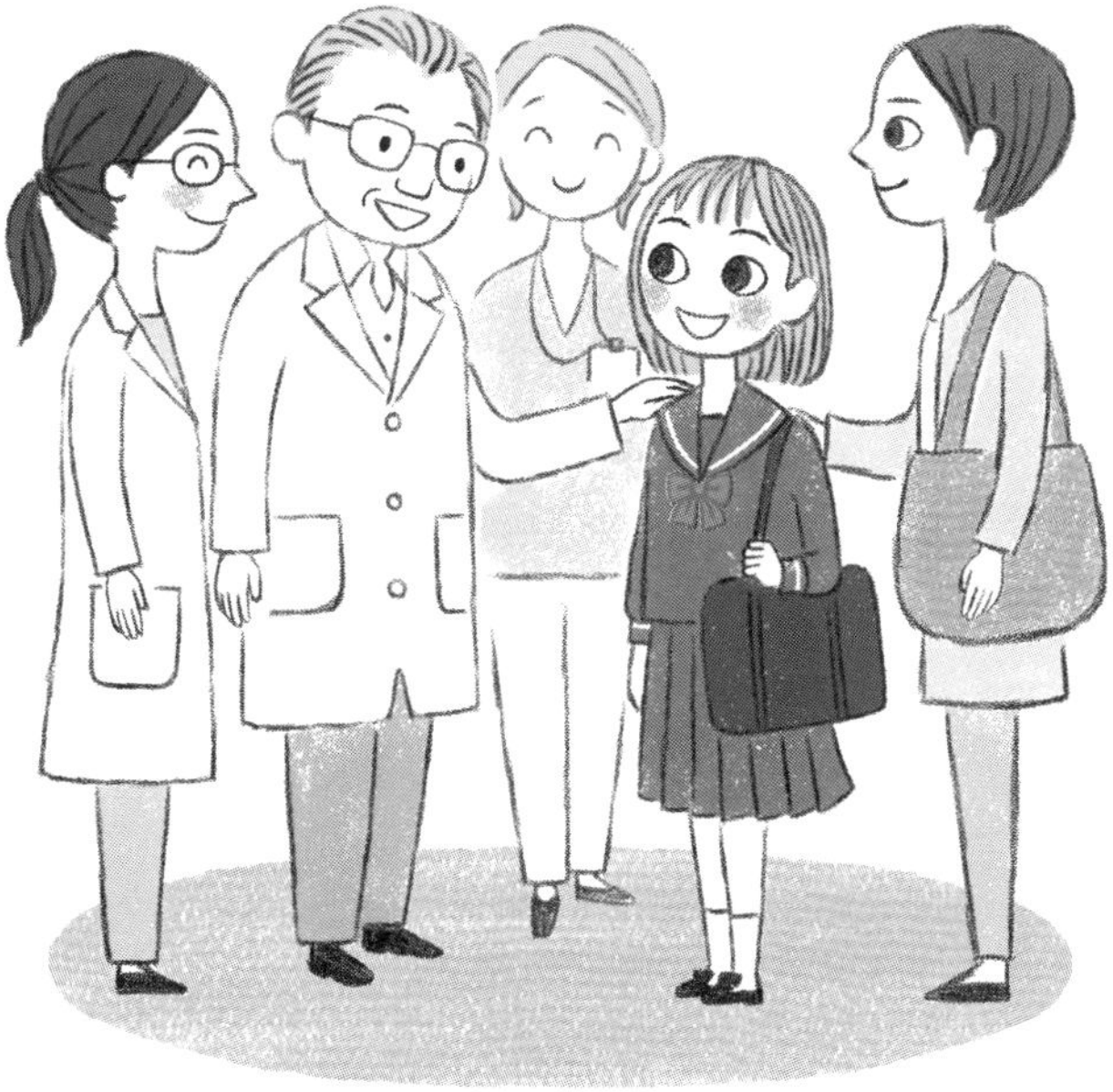

食行動

空腹感、満足感のある規則正しい食行動が見られる。

認知面

体重や体型へのとらわれがなくなる。

身体面

月経の再開、成長曲線に沿った発育が見られる。

Q. 回復までの期間はどれくらい？

A. 約 26.8 か月間

摂食障害から回復するのに3年程度要す。外来通院も不要になり、治療から卒業するまでには 32.9 か月間程度。長引いた場合で 49.8 か月間程度かかる（子どものこころ診療センター調査による）。

出典は P63 と同様。

学校との連携

治療中の対応を検討。養護教諭と密にやりとり

学校は勉強だけでなく、食事や部活動を行う生活の場でもあります。摂食障害の治療では家庭と同じぐらい大切な役割を担っています。

担任や養護教諭はサポーターとして子どもを見守る

とくに養護教諭は健診などで子どもの異変にいち早く気づき、早期治療につなげるキーパーソンとなります。担任や部活顧問が「体調がおかしい」「給食をあまり食べていない」と気づいて養護教諭に相談し、発覚するケースも多いのです。

家庭では家族で食事の時間がずれているなど、子どもがひとりで食事をとることも多く、摂食障害を見逃しがちです。このため学校は広い意味での家族となり、養護教諭や担任、スクールカウンセラーなどがサポーターとして子どもを見守ることが期待されています。

治療は成長期の子どもへの心理的影響も考慮し、できるだけ外来で行

摂食障害はチームで治療する

獨協医科大学埼玉医療センター子どものこころ診療センターでは、週1回患者さんにかかわる医療スタッフ（医師、病棟看護師、心理士、栄養士、医療ソーシャルワーカーなど）、リハビリテーションスタッフ（言語聴覚士、作業療法士、理学療法士など）が集まってケースを検討するケースカンファレンスを行っています。それをもとに、学校との連携を行います。

いますが、栄養や精神状態によっては入院治療が必要となります。そうした場合にはとくに学校との連携が重要です。

柔軟な個別対応で子どもの学ぶ機会を確保する

少しずつ登校できるぐらいに回復したら、学校は早期に受け入れ態勢を整えます。厳格なルールを適用するのではなく、個別事情を考慮した柔軟な対応が求められます。たとえば養護教諭が保健室で体温や血圧、心拍などのバイタルサインを測定できれば、安心して通学を再開できるでしょう。午前中登校や保健室登校、給食のかわりにお弁当持参を許可することなども必要かもしれません。可能ならオンライン授業も行い、子どもが学ぶ機会を確保する工夫も必要です。

養護教諭や担任は、親御さんの了解のもとで主治医と情報交換することもできます。家族と医師、学校が連携すれば、子どもは安心して日常生活を送ることができ、治療効果も上がります。

なかでも体育の参加、部活（とくに運動部）の参加の可否は、必ず外来で主治医と相談してください。身体症状、体重によりどこまで行動制限を解除できるかを確認します。過活動傾向が強いと、本人はどうしても運動や授業への参加を強く希望します。注意しなければなりません。

● 摂食障害治療チーム構成 ●

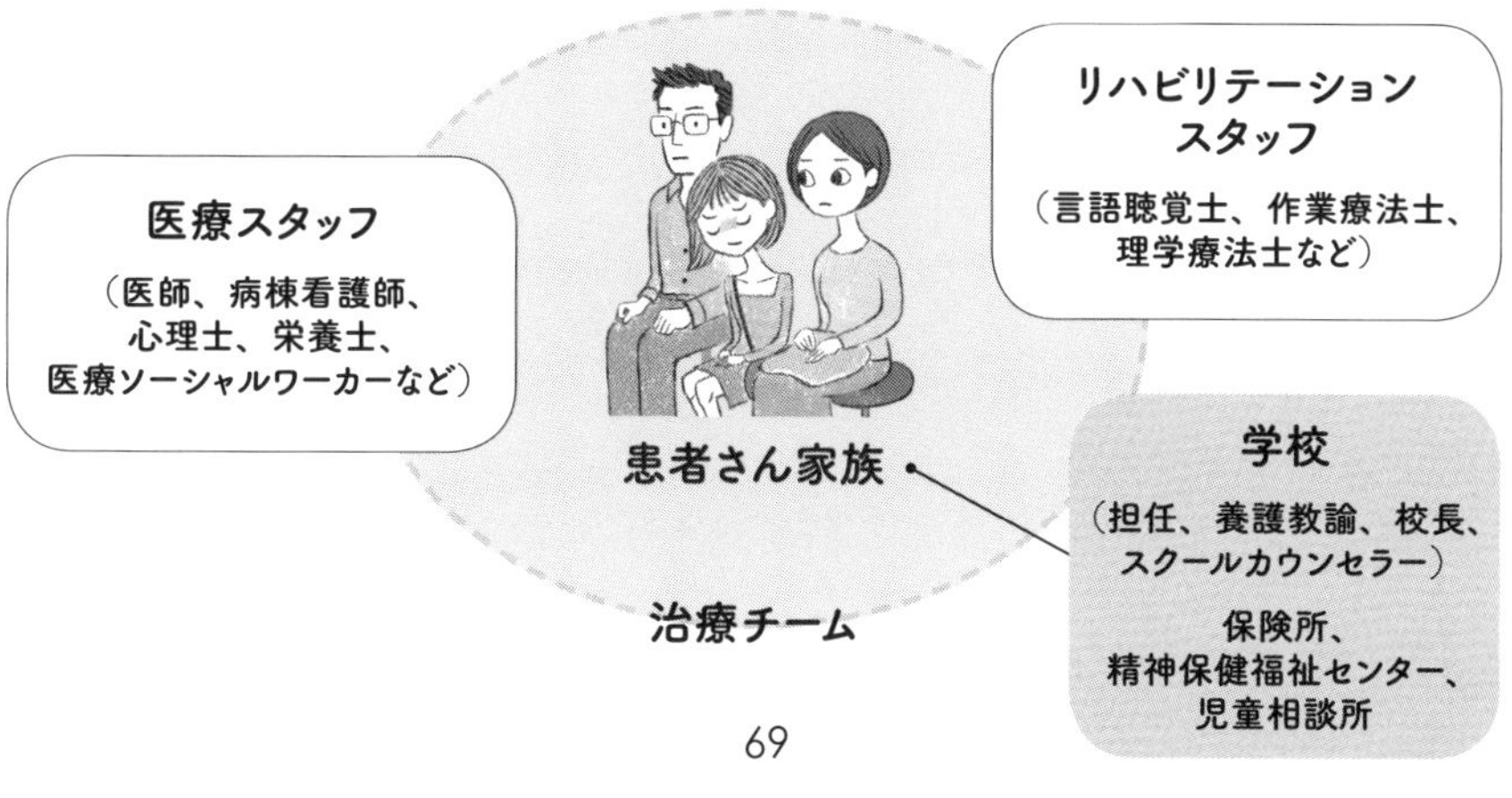
医療スタッフ
（医師、病棟看護師、
心理士、栄養士、
医療ソーシャルワーカーなど）
リハビリテーション
スタッフ
（言語聴覚士、作業療法士、
理学療法士など）
患者さん家族
学校
（担任、養護教諭、校長、
スクールカウンセラー）
保険所、
精神保健福祉センター、
児童相談所
治療チーム

回復・寛解

食行動、認知、体重の正常化。3つそろって寛解といえる

治療には「身体」と「心」両方の改善が必要ですが、極度な低栄養で判断力が欠如していると「心を治す」ということが理解できません。このため食行動を改善し、身体を治すことを優先します。

女性の場合、月経の正常化が大きな目安になる

体重が標準体重の80％になれば学校や家庭生活のなかで強い運動の制限は必要なくなります。体重が戻ったからといって食行動が戻ったわけではありません。きちんと食べているか、食行動には注意が必要です。栄養状態が改善してきたら、精神面の治療を本格的に始め、認知のゆがみをとり除いていきます。認知のゆがみとは、体重や体型への強いこだわり、極端なやせ願望、自分のボディイメージの誤った認識などです。根底に自尊感情の低さがあれば、それを高めていくことも必要です。

患者さんの多くは女性で、月経が止まっているケースが多く見られま

す。月経が正常化すれば、身体機能回復の大きな目安になります。このように食行動の問題がなくなり、体重が正常化、体重や体型への認知が正常化というふたつが完治し、学校や家庭生活が普通に過ごせるようになりはじめて「摂食障害が治った」といえるのです。

一人ひとり回復のペースは違う

患者さんの回復のペースには個人差がありますが、一般に摂食障害は年齢が若いほど早く治るとされています。年齢が上がるにつれ、社会も人間関係も複雑化するため、治すのに時間がかかるようになります。

２０１９年の子どものこころ診療センターの調査では、初診の中央値が13歳５か月、診療終結中央値は15歳６か月でした。多くは中学卒業時に症状が寛解。高校生活にも適応できたことから終結となりました。継続した22％の患者さんも６割が寛解しており、全体では初診から４～６年後の寛解率は60％でした。寛解に至らなかった患者さんのなかには、不安障害や抑うつ状態など合併症を認め、神経性やせ症が慢性化したり、神経性過食症に転じたりしたため精神科に紹介したケースもあります。摂食障害は治ったけれど、対人関係や学校不適応などで大学に行けないなどの問題があり、受診を継続する場合もあります。

食行動は正常化してきた？

- □おなかが減ったときにひとりでも食事をきちんととることができる。
- □カロリーや体重増加を怖がらずに、いろいろなものを食べることができる。
- □食べものへのこだわりがなくなり、体重にとらわれなくなる。
- □食に対するに認知のゆがみもなくなり、それによって生活が左右されることがない。
- □自分のありのままの体を受け入れることができる。

再燃の危険

症状が後戻りしてもあきらめないで治療をつづける

「身体」と「心」の回復には時間差があります。栄養状態が回復すると見た目が元気そうなので安心しがちですが、心が治るまで治療をやめてはいけません。

体重回復から1年間は要注意

子どもの場合はいったん食行動が回復すると、その後ふたたび食べられなくなるケースはそれほど多くありません。とくに早期治療で早めに食行動を改善し体重が戻った場合には、それほど心配ありません。

ただし「やせ願望」や体重へのこだわりが消えていない場合には、認知のゆがみが残っているので拒食をくり返すことがあります。体重回復後も慎重に心の治療をつづけてください。

大人の場合、慢性化のリスクは高くなります。せっかく入院治療を行ったのに、食行動が完治しないうちに中途半端な状態で退院してしまうと、再入院となることもあります。ときには4回も5回も入退院をくり返す人もいます。このようなケースは再発というより、完治しない病気が身体のなかにくすぶりつづける「再燃」といえるでしょう。

初期治療後に体重が回復しても、心が回復するまでには時間差が生まれます。埼玉医療センター子どものこころ診療センターでは、神経性やせ症100名の患者さんが（平均年齢25・3歳／平均発症年齢19・4歳）が治療を受けた結果を調査しました*。体重が回復し、平均BMI20になったのち、4〜9か月のあいだに再発のリスクが高くなり、9か月たつとリスクが下がることがわかりました。体重回復後は、少なくとも1年間は注意して見守る必要があります。

ほかの精神疾患との重なりがあると再燃しやすい

ほかの精神疾患との合併が見られる場合には完治が難しく、慢性化しやすい傾向があります。

精神疾患でとくに多いのは抑うつ状態や強迫性障害、パーソナリティ障害などです。

抑うつ状態の患者さんは希死念慮のリスクが高いので、精神科での治療が必要となります。

治療終結後こそ、学校との連携が大事

治療が終わった後も周囲のサポートは大切です。とくに小中高校生は学校生活をストレスなく過ごせることが大事なので、担任や養護教諭、スクールカウンセラーなど学校での見守りは欠かせません。

子どもが焦らず自分のペースで回復していけるように学校側には柔軟な対応が求められます。家族と学校は情報を共有し、緊密に連携しましょう。養護教諭は主治医とも連絡できるようにしておきます。

*作田亮一, 他. 小児領域の摂食障害の治療の終了を考えるとき. 精神科40, 721〜727, 2022.

Doctor's VOICE

過去のトラウマ体験との関連や自殺のリスクにも注意

トラウマ経験との関連が高い

摂食障害の患者さんの3分の2はなんらかのトラウマ体験を有しているとの報告があります。

とくに過食・排出行動と対人関係のトラウマの関連性が指摘されています。心の傷の感覚を過食によって麻痺させようとし、同時に排出によってすべてをなかったものにしようとする代償行為という見方もあります。

また、過去に満たされなかった心の飢餓感や低い自尊感情を過食によって埋め合わせ、負の感情をなだめようとする行為と見ることもできます。

治療を行う際には、このような背後にある過去のトラウマを把握することも大事です。

トラウマが現在の精神状態に及ぼす影響やトラウマに根ざした不安感に着目し、食行動との関連を見極めていきます。

精神疾患のなかで自殺リスクが高い

摂食障害は自殺率が高い病気です。精神疾患では統合失調症やうつ病、双極性障害、物質依存についで自殺による死亡率が高いとされます。

統計によると神経性やせ症の自殺率は1年間に1000人当たり1.24人であり、一般人口の死亡率の31倍にも上ります。神経性過食症では1年間に1000人当たり0.3人で、一般人口の死亡率の7.5倍です。

周囲はつねに見守らなくてはなりません。

まれに体重が回復しないうちに受診をやめてしまうケースもありますが、医療とのつながりを完全に絶つのは危険です。養育者だけでもつねに医療と連携するよう努めてください。

Part4

家族のかかわり方

家族の手でわが子を摂食障害からとり戻す

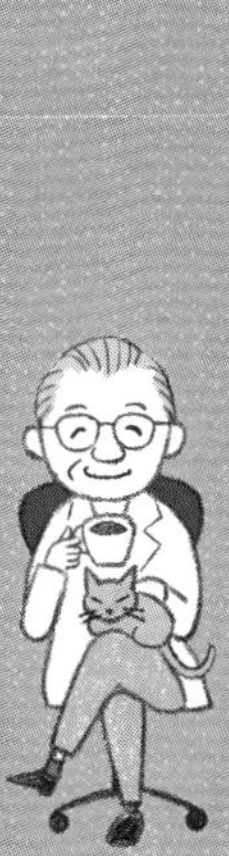

病気を抱えたわが子はときに
家族につらく当たることがあります。
しかしそれは摂食障害という病気が
させていることです。
日常生活を立てなおし、
わが子を病気から引き離すには
家族の力が欠かせません。

思春期の心理

親への抵抗感を強くする思春期の不安定さが

摂食障害は親の責任ではありません。しかし、10代の子どもにとって、親は最重要の治療のサポーターでなければなりません。そのためにも、親は子どもの心身の状態を、正しく理解しておく必要があります。

「頼りたいのに頼れない」不安定な精神状態

とくに摂食障害を発症しやすいのは、小学校高学年から高校生にかけて。いわゆる思春期です。思春期は、健康な子どもでも精神的に不安定になりやすい時期です。これまでの家族という狭い関係・環境から、友人や先生といった家族以外の人間関係、学校・社会といった周辺環境の影響を強く受けるようになります。その結果、ひとりの大人としての自我を確立していきます。

自分で考え、判断・決定できるようになりますが、経験も知識もじゅうぶんではありません。判断能力には偏りがあり、失敗もしやすくなります。

また周囲が自分に期待していることも読みとれるようになります。みんなの期待にこたえたいという気持ちが高まるぶん、ささいなことで自尊心や自己肯定感が損なわれることがあります。

一方では、親の助言を受けたくない、自立したいという思いをもちながらも、親を頼り、甘えたい気持ちも心のどこかに残しています。

思春期の子どもはこうした相反する心が同時に存在し、気持ちが揺れ動きやすい不安定な精神状態にあることを理解しておきましょう。

「食べもの」が薬になるつらさが加わり、反抗的に

多くの病気の治療は、処方薬をのむことだといえます。ところが摂食障害は、薬をのめば治る病気ではありません。1日3回の食事と間食が、薬の役割をするのです。

本人は、食べたいと思っても、もう食べることができなくなって苦しんでいます。それなのに栄養補給しか、回復の手段はないのです。

親に「食べなさい」と言われても、病気によって食べたくても食べることはできません。さらにこの思春期の不安定さが大きく影響します。親の指示など受けたくない、言う通りにはしない、という気持ちが働くため、暴力や暴言という形で、強く抵抗してしまうのです。

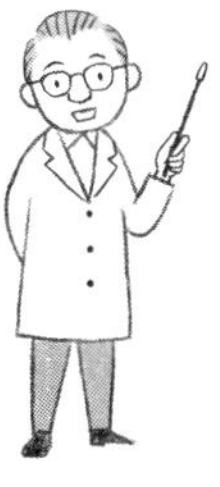

摂食障害という病気、
思春期の心理の両方があいまって、
反抗的な態度を示します。
親御さんのしつけや育て方の
問題ではありません。

日常の声かけ

本人の不安や葛藤を理解。共感を示す言葉をかける

「食事をとってほしい」と伝えるときに、一方的にこちらの思いをぶつけるだけでは、子どもは食事をとろうとしないでしょう。かえって腹を立て、火に油を注ぐことになりかねません。

議論をしかける、理詰めで追い詰めるのはＮＧ

本人が、いまの自分をどう捉えているのか、理解することが大切です。思春期の問題も重なり、親から食べろと言われると「理由はわからないけれどイライラする」「ぜんぜんやせていない」「私はどこかへんなのかもしれない」と感じてしまうことがあります。

まわりが自分のことをとても心配してくれている、とわかっていても、素直に従うことはできません。

「怒りたいわけではないのに……」「いつも悲しい気持ちになる」「怖くて仕方ない」といった、不安と恐怖で支配されているのです。

こういうタイミングで逆効果になりやすいのは、親が長々と議論をしかけたり、理詰めで正しさを主張したりすることです。

また、「食べなければ〜させない」といった脅しや罰を与えたり、親が涙ながらに訴えたりすることも避けましょう。

一方的で高圧的なやりとりによって、親への信頼は失われます。家族関係に大きな亀裂が入り、症状はますます悪化していきます。

一歩引いて、共感を示す

大事なのは、一歩引くことです。

摂食障害の病気の重大さを理解した親ほど、近視眼的になり、目の前のわが子になんとか食べさせようと躍起になります。こういうときは、親自身がストレス過多になり、自分の感情・行動をコントロールできなくなっているのです。

いったん摂食障害について考えることをやめ、ひと息ついてみましょう。そのうえで、子どもの様子を観察してみます。「不安そうだな」「迷っているんだな」ということがわかるはずです。「いま怖いよね」「大丈夫だよ、食べられないなら、先生に話を聞いてみよう」と、共感を示し、一緒に病気と闘う姿勢を示していきましょう。

親自身の心身を守ることが第一

親だからなんとかしなければ、という気持ちは大切ですが、ストレスを受け、抑うつや不安から、親自身がまいってしまうことが。子どもをケアするには、まず親自身が健康管理を。周囲に相談し助けを求めるのはもちろん、自分を休ませ、リラックスする時間を設けましょう。

家族のかかわり方

家族関係を見なおし、家庭を「療養の場」にする

とくに思春期の摂食障害の治療のメインとなるのは家庭です。回復のためには、家庭が、子どもにとって安全で安心して過ごせる「療養の場」として機能しなければなりません。

家族もまたひとつの小さな社会です。家族との関係が、本人の精神や、摂食障害の症状に影響を与えています。いま一度、家族のメンバーと本人とのかかわり方を整理して考えてみましょう。

母親とのかかわり

●「母親ならわかってくれるはず」と思いがち

多くの家庭では、一緒に過ごす時間は母親がもっとも長くなります。そのぶん、子どもは病気や治療について「母親ならわかってくれているはず」と期待します。

不安が強くなると、幼少期のように母親に甘えたり、執着したりする

こともあります。逆に、不機嫌な態度を見せ、わがままにふるまうようなこともあります。

●治療の主導権を握らない方法も

母親との距離が近いぶん、母親が治療の主導権を握ると、関係性がこじれてしまうことがあります。

母親に執着心を見せたり、わがままな態度をとったりするのは、子どもが自分で不安を解消するための術になっていることもあります。「母親に食事を食べさせられる」という状態をつくると、子どもの逃げ場がなくなり、精神が不安定になることも考えられます。こうした傾向が見られるときは、母親が、あえて食事のとり方などにふれないという方法をとることも一案です。主治医とよく相談してください。

父親とのかかわり

●むやみに口出ししないほうがいいことも

普段の父親との関係性が問われます。家にいる時間が少なく、子どもの状況がよくわからない場合は、むやみに口を出すのは禁物です。とくに思春期の娘が摂食障害になった場合、父親と会話することに抵抗感をもつことも。父親は、子どもを無視せず、見守るところから始めてみる

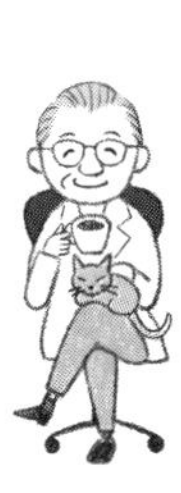
家庭環境はみんな違います。
かかわり方に迷ったときは、
家族の事情も含め、
主治医や心理士に相談してください。

のもわるくありません。

●同じ空間で過ごす時間をもつ

体重や体型について、無理にふれる必要はありません。共通の話題、趣味の話題などを見つけ、子どもと穏やかな交流をもつようにしてみましょう。会話しづらいときでも、ともにリビングでお茶を飲みながらテレビを見るなど、「お父さんはあなたに関心をもっているよ」というメッセージを送ることが大切です。ただし、過剰な監視は思春期の子どもがもっともいやがることなので、やめましょう。

きょうだいとのかかわり

●親の愛情をひとり占めしようとすることも

摂食障害の症状のひとつに、きょうだいや親の食事を管理したがることがあります。とくにきょうだいに対しては、ライバル意識を強め、イライラをぶつけようと、暴言を吐いたりすることも。

また親の愛情をひとり占めしようとするケースも見られます。

この結果、一時的にきょうだい仲が悪化してしまいます。

●きょうだいが祖父母の家に避難するのもよい

きょうだいが険悪になると、家庭は安全地帯として機能できません。

おたがいの心身に悪影響が及ぶため、きょうだいが祖父母や親戚の家に避難する方法もあります。父親の過ごし方と同様に、きょうだいも本人と共通の話題・趣味を見つけ、摂食障害以外のことで穏やかなつながりをもてるよう、親が調整役となってみましょう。

祖父母とのかかわり

●無理解から「わがまま」だと思うことがある

日常のかかわりの程度にもよりますが、多くの場合、祖父母は摂食障害に対する無理解から「ただの好き嫌いでは？」「わがままなのでは？」と思いがちです。

●本人・家族が疲弊するならいったん距離をおいてみる

本書のような病気のあらましが書かれたものをわたし、病気について理解してもらいましょう。そのうえで「こうしてほしい」と具体的なかかわり方を伝えます。

もし、離れて暮らしているなら、祖父母の家を摂食障害の話題から離れて過ごせる休息のための場所として機能させる方法もあります。

また心配という名目でしつこく意見されるような場合は、本人も家族も疲弊しないように、「かかわらない」こともひとつの方法です。

きょうだいの苦痛も理解する

摂食障害の子だけでなく、そのきょうだいも苦しんでいることがあります。親が、病気の子どもにかかりきりになると、きょうだいは自分が置き去りにされるように感じ、病気の子に敵意を抱いたり、攻撃的になったりすることがあります。

親は「あなたのことを気にしている」というメッセージを個別に伝えます。そのうえできょうだいに不必要な負担をかけず、子ども同士で楽しく過ごすことを優先させましょう。

日常会話

子どもの感情を聞き出し、よいところを見つけていく

「やせていると、自分をコントロールできている気がする」

「やせていることぐらいしかとりえがない」

「やせていると、みんなが心配してくれる」

「できないことがあっても、やせているから仕方がないと思ってもらえる」

これらは、神経性やせ症になったお子さんたちの言葉です。

本人が自分の感情を自覚できるような対応を

食べない、やせていたいという背景には、もしかするとなにか心理的な問題が隠れているかもしれません。治療のための認知行動療法などは、きちんと医療者とともに行う必要がありますが、家庭でも本人の話を聞いてあげることはできます。

ただ、いきなり「なにか思っていることを話しなさい」と問いかけても、気持ちを吐露してはくれません。本人が話しやすい聞き方をし、あ

こんな聞き方をしてみよう

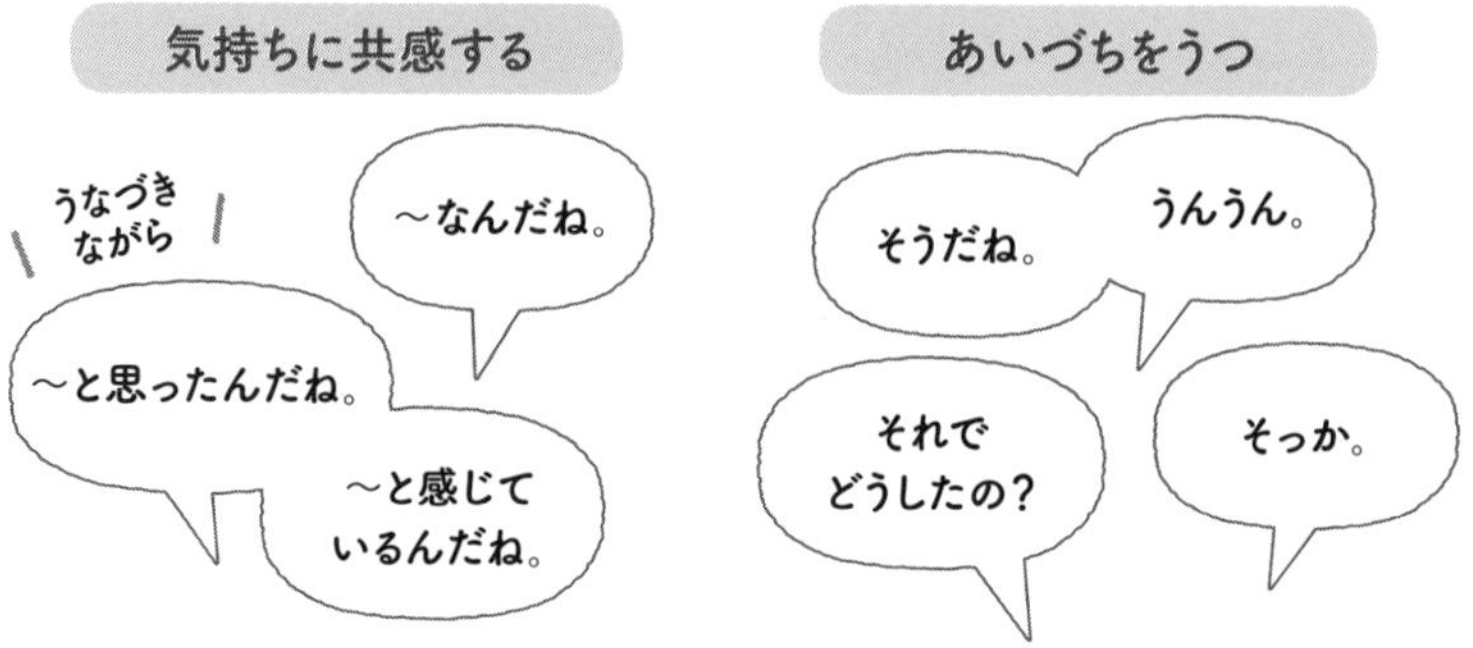
気持ちに共感する
うなづきながら
～なんだね。
～と思ったんだね。
～と感じているんだね。
あいづちをうつ
そうだね。
うんうん。
それでどうしたの？
そっか。

いづちをうつことが大切です。このときに大事なのは、合わせ鏡のように本人の表した感情を言葉にして共感を示すことです。

「それはつらいということだね。大変だったね」

「本当は食べたいと思っているんだね。それができないんだね」

このように、親が一方的に意見を言うのではなく、本人が自分の気持ちを自覚できるような受け答えをするといいでしょう。

別の角度から子どもの長所を探し、伝える

子どもの話を聞くなかで、イライラしたり、「もっと〜すればいいのに」など、つい説教したくなったり、ネガティブな気持ちを抱いたりすることがあるかもしれません。衝動的に反応せず、自分の枠組みを外し、別の方向から子どもの心を捉えなおすように心がけてみましょう。

たとえば「甘えている」というのは「人を頼ることができる」という長所でもあります。「いいかげん」は「おおらかさ」、「あきっぽさ」は「好奇心旺盛」と言い換えることができます。短所より長所を見つけ、それを子どもに伝えていくと、子どもの気持ちが変化していくものです。食事をとらせ、栄養補給させるだけでなく、こうした心の栄養も、日常会話のなかで与えていくようにしましょう。

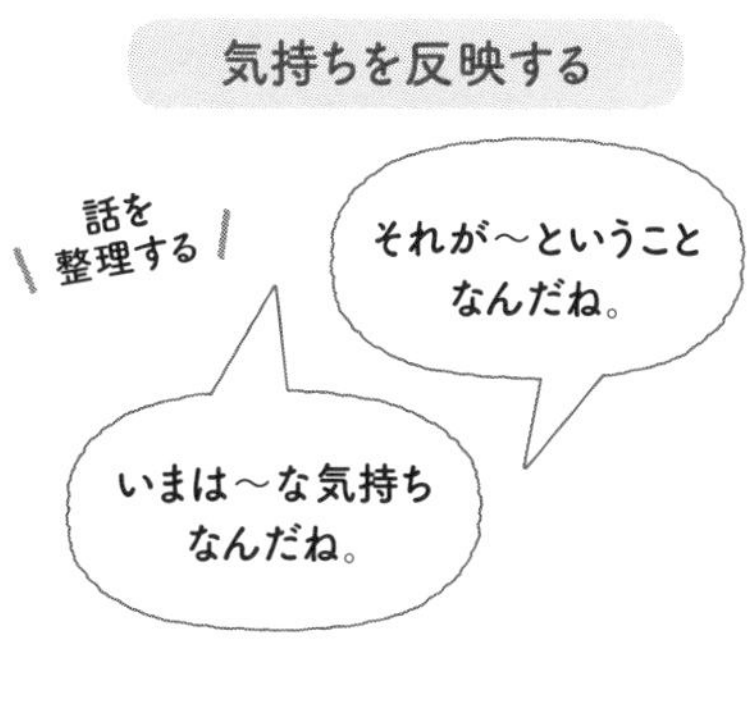
気持ちを反映する
話を整理する
それが～ということなんだね。
いまは～な気持ちなんだね。

感情マネジメント

ときに食事の話題から離れ、気持ちを別に向ける方法をもつ

「食」から逃れたい子どもにとって、食事はとりたくもない栄養をとるための行為。耐えがたい苦痛を感じます。

興奮していたら、距離をとってクールダウン

ときには、感情をたかぶらせ、攻撃的になることがあります。泣きわめいたり暴力的になったり、自殺をほのめかす子もいるかもしれません。ここで「あなたのためなんだから食べなさい！」と感情的に反応してはいけません。落ち着いて、背中をなでたり、抱きしめたりし、スキンシップで落ち着かせる。それが難しいなら、少し距離をとって、クールダウンするまで待ちます。

食事にまつわる不安は、食事の前、食事の最中、食事の後の、計3回のタイミングで起きやすくなります。ここで本人の注意をそらすような対策を立てておくとよいでしょう。

食事にまつわる不安の波を知る

不安の波❶

食事の前

これからとらなければいけない食事を想像して不安になる。事前に料理の内容をチェックしようとする。

不安の波❷

食事の最中

食事自体が苦痛なので、感情の起伏が激しくなりやすい。テレビやユーチューブをつけたり、本人が興味のあるテーマで話をしたりする。

食に関することは主治医に任せてもいい

また、子どもに少しでも食べてもらいたいと思うあまり、親が四六時中食事のことを考えつづけたり、食事の時間に不穏な空気が漂っていたりしたら要注意。「なんとしても食べさせなければ」という気持ちを一瞬手放してみることが大切です。

本人には、「つらいのに、よくがんばっているね」と、共感を表しながら声をかけるだけにとどめます。「食べよう」というメッセージを送ることは、主治医などに任せてみましょう。

食事中でも気を紛らわせるように、子どもが興味をいだき、一定時間集中できる対象を与えます。たとえば好きなアイドルやミュージシャンの動画を見るだけでも、気分ががらりと変わることがあります。本が好きなら、オーディオブックで朗読を聴きながら食事をとってもよいでしょう。

また、食事時間以外に、集中できる楽しみを見つけます。手芸が得意な子なら、親子でなにかをつくったり、ぬりえをしたり、たまにはゲームなどに没頭するのもいいかもしれません。瞑想や呼吸法を手軽に行える音声つきのスマホアプリなどを使ってみるのもおすすめです。

不安の波❸

食事の後

食べてしまったことに対する激しい自己嫌悪や挫折感、罪悪感。この後で吐いたり、運動したりしないように、ぬりえなどの作業をとり入れる。

家族をベースとする治療（ＦＢＴ）

神経性やせ症に効果がある外来で行う新しい治療法

思春期の神経性やせ症の治療の第一選択肢として、海外の治療ガイドラインで推奨されている治療法に「家族をベースとする治療（ＦＢＴ）」[*1]があります。１９８０年代にイギリスで開発された家族療法が元となり、２００２年ジェームズ・ロック博士とダニエル・グランジ博士によってマニュアル化[*2]されました。

我流は危険！　ＦＢＴの本質はチーム医療

ＦＢＴは、19歳未満で罹患期間3年未満の、身体的に安定した状態にある神経性やせ症の患者さんに適した方法です。家族とＦＢＴセラピストが中心となり、必ず医師や栄養士などと連携をとりながら外来治療の枠組みのなかで次の3つのことを目指して進めていきます。

①病気になる前に食べていたものを、病気以前のときのように食べられること。②本来の成長曲線（Ｐ26）に戻ること。③病気にならなければ

＊1 FBT：Family Based Treatment
＊2 現在日本でも『神経性やせ症治療マニュアル第2版　家族をベースとする治療』（金剛出版）が翻訳され、治療者から注目されている。

ば送ることができているはずの、生活を送れるようになること。

ＦＢＴには３つの治療段階が設定されています。

第１段階●すべての食事を親が管理し、体重を回復させる

第２段階●食に関する主導権を徐々に患者さんに戻していく

第３段階●体重や食行動を思春期の発達における正常な軌道に戻す

外来治療の場合、摂食障害の患者さんの生活の中心は家庭にあります。ＦＢＴは、親が治療の主軸となり、ＦＢＴセラピストがそれを支える（非権威的立場でのサポート）ことで、着実な回復を目指すもの。エビデンスが医学的に認められています。

ただ、日本ではまだＦＢＴセラピストの育成がじゅうぶんではなく、実施している医療機関は限られています。懸念されるのは、本などを読んで患者さん家族だけで実践しようとすること。家族が治療の主体となる、という考え方は、これまでの日本にはなかったもので、文字通り家族だけでなんとかしようとする親御さんもいらっしゃいます。しかし、ＦＢＴの本質は、知識と経験のあるセラピスト、医師、栄養士などの医療スタッフが、家族・患者さんと信頼関係を築き、チームでとり組む点にあります。ここが抜けたまま自己流でやろうとすると、家族関係はこじれ、症状は悪化。患者さんも家族も危険にさらされることがあります。

最初の3日〜2週間は、再栄養症候群に注意！

慢性的に低栄養状態がつづいた後、急に栄養補給すると再栄養症候群という重篤な合併症を起こすことが。低血糖、電解質異常（とくに低リン血症）が見られ、心不全や呼吸不全、腎不全、肝機能障害、意識障害、けいれん発作などで死に至ることがあります。再栄養開始後３日〜２週間はリスクが高く、注意が必要。血液・尿検査、心電図検査などでモニタリングし、予防のため、リンやビタミンを補充します。

これまでも、親が独学で医療機関に相談せずに実践しようとした結果、患者さんの症状を悪化させてしまったというケースがあります。ＦＢＴを受けてみたいと思ったら、まずは主治医に相談し、しかるべき医療機関を紹介してもらってください。

ＦＢＴの基本的な5つの前提

ＦＢＴは、日本ではまだ一般的ではありませんし、家族だけで実践するのは避けるべきです。しかし次に紹介するＦＢＴの基本的な５つの前提は、ＦＢＴにとり組む・とり組まないにかかわらず、家族が摂食障害という病気と向き合うときに知っておいたほうがいいと思います。

❶病気を誰かのせいにしない

治療の際は、患者さんも家族も、セラピストも医療従事者も、それぞれが責任をもってこの病気の治療にとり組みます。いたずらに、病気の原因を探し、親や本人のせいにして、罪悪感を抱く必要はありません。

❷セラピスト・治療者は非権威主義的な立場でかかわる

治療の専門家は、熟達したコンサルタントで、摂食障害についてのエキスパートです。しかし、回復に至る道のりは家庭ごとに異なるので、専門家が権威主義的に本人や家族をコントロールしても、よい結果にな

家族をベースとする治療（FBT）の3段階

第1段階　すべての食事を親が管理し、体重を回復させる

不足している栄養をとり、体重を回復させることを最優先に考える。親主導でFBTセラピスト、主治医や栄養士らがサポートしながら食事管理を行う。

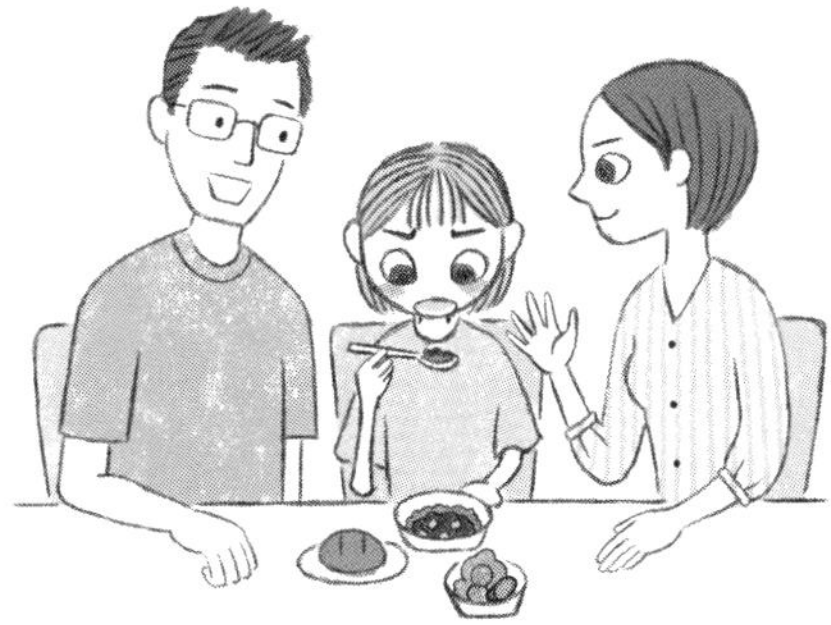

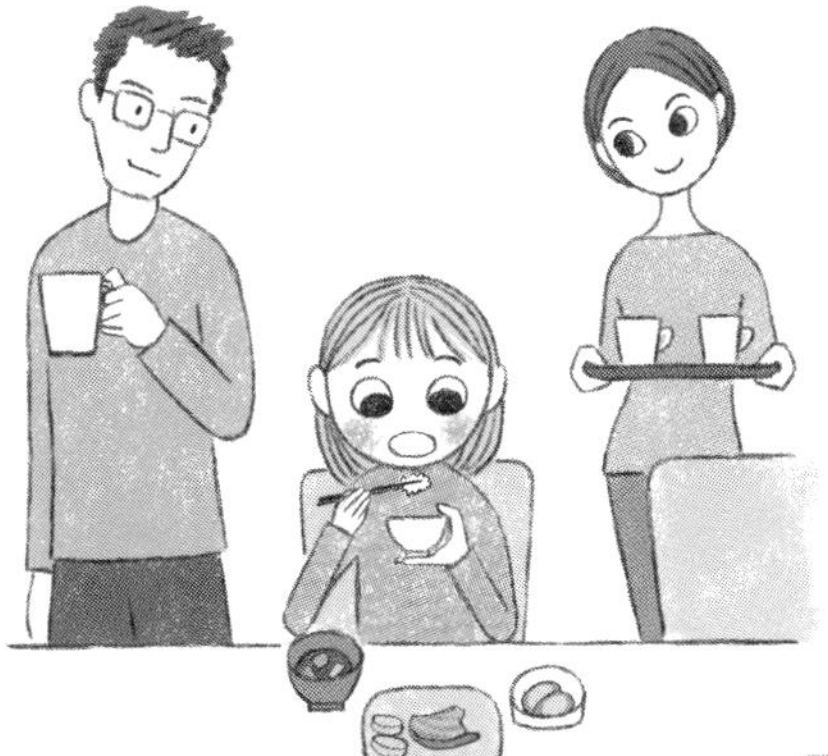

第2段階　食に関する主導権を徐々に患者さんに戻していく

体重が増えてきたら、食事に関する主導権を徐々に本人に戻していく。病識の芽生えによる本人の変化を観察。親、医療スタッフがみんなで見守る。焦らずじっくり本人の話に耳を傾け向き合う。

第3段階　体重や食行動を思春期の発達における正常な軌道に戻す

継続してみんなで本人をサポート。体重を正常範囲内に保つほか、思春期特有の問題がないかも探っていく。親の助けがなくても、ひとりで必要な量の食事がとれるようになるのが理想。

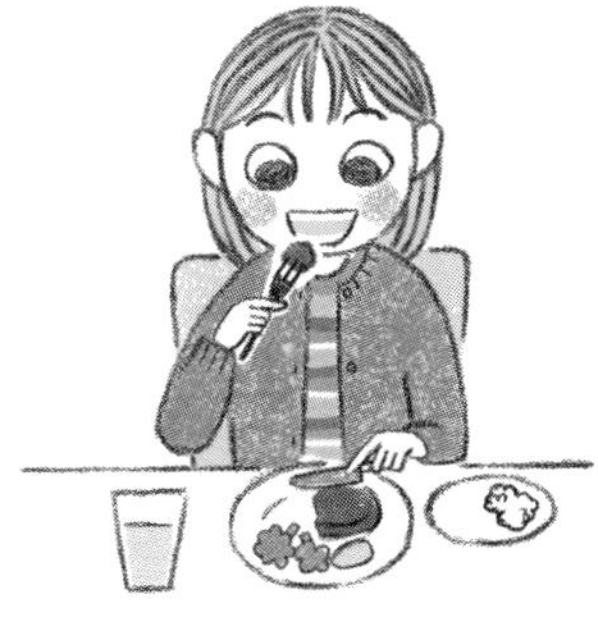

りません。つねに相談しながら進めていけるような信頼関係を築き、家族と本人がベストな回答を自分たちで見つけるようにするべきです。

❸体重回復の責任は両親がもつ

この病気は、初期はとくに病識がなく、患者さん自身で体重回復をめざすことはできません。生活をともにする親が、食事や間食の管理、活動のマネジメントなどを担わなければなりません。

そのためには、「絶対にわが子を救う」という強い意志とともに、病気に関する正しい知識と、コミュニケーションや栄養管理の具体的なノウハウを学ぶ必要があります。

❹病気を外在化する

患者さんと摂食障害という病気を、切り離して捉えることが大切です。ときに甘えている、反抗しようとしていると感じる瞬間もあるかもしれません。それも、病気によって引き起こされる症状のひとつだと理解しておくことが大切です。

❺病気の症状に焦点を当てた現在志向的・現実主義的なとり組み

食事にまつわる症状に焦点を当て、病気の回復のためにどうするべきかを考えます。それ以外で気になることが出てきたときも、まずはわが子が食べられる状態になることを優先してとり組みます。

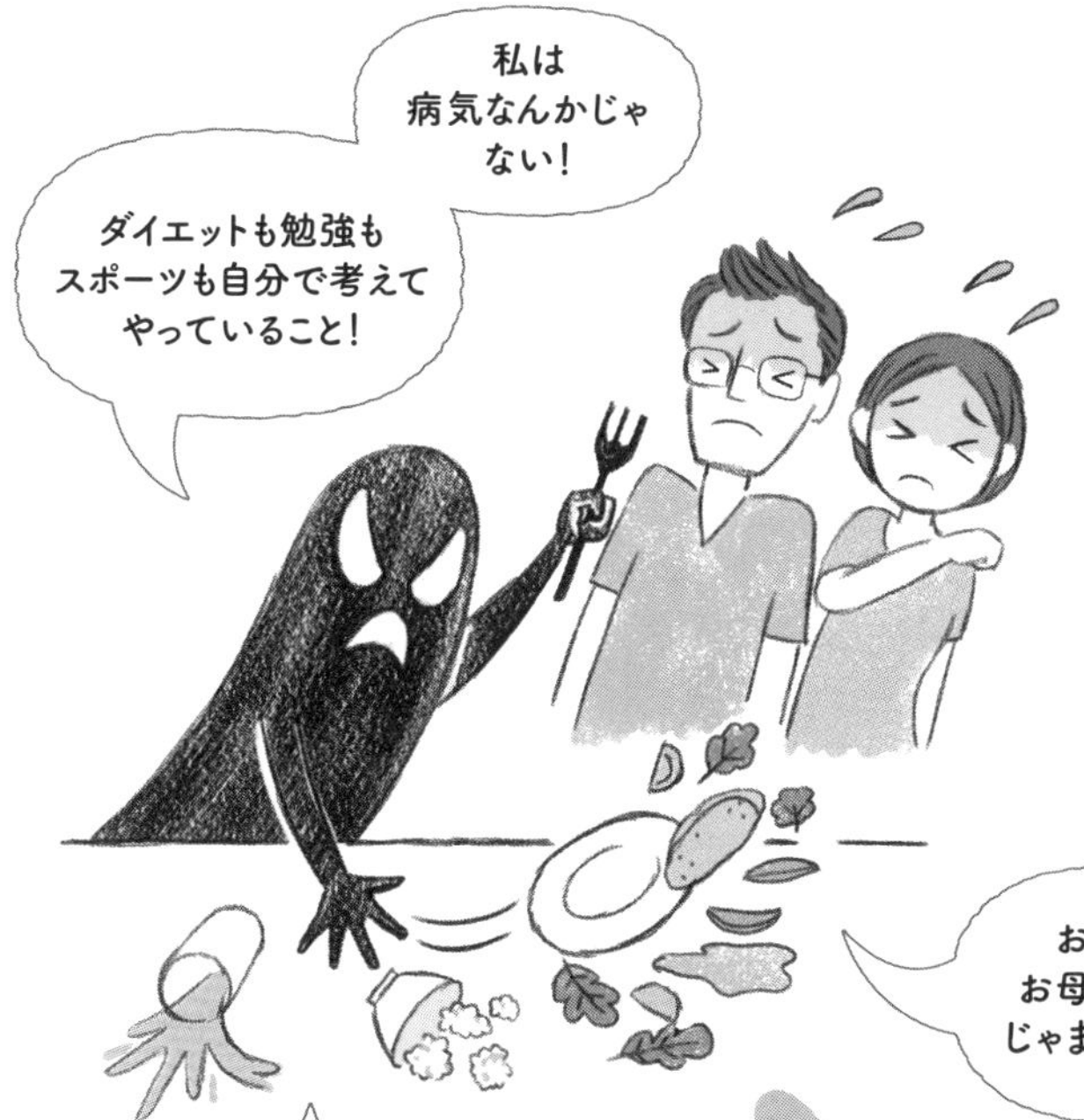
私は
病気なんかじゃ
ない！
ダイエットも勉強も
スポーツも自分で考えて
やっていること！

患者さんは病気の自分でいたがる

本人は自分のやっていることは、自分の意志であり、けっして病気だからではないと考えている。まわりの人に「病気」と「自分」とを区別されることをひどくいやがる傾向がある。

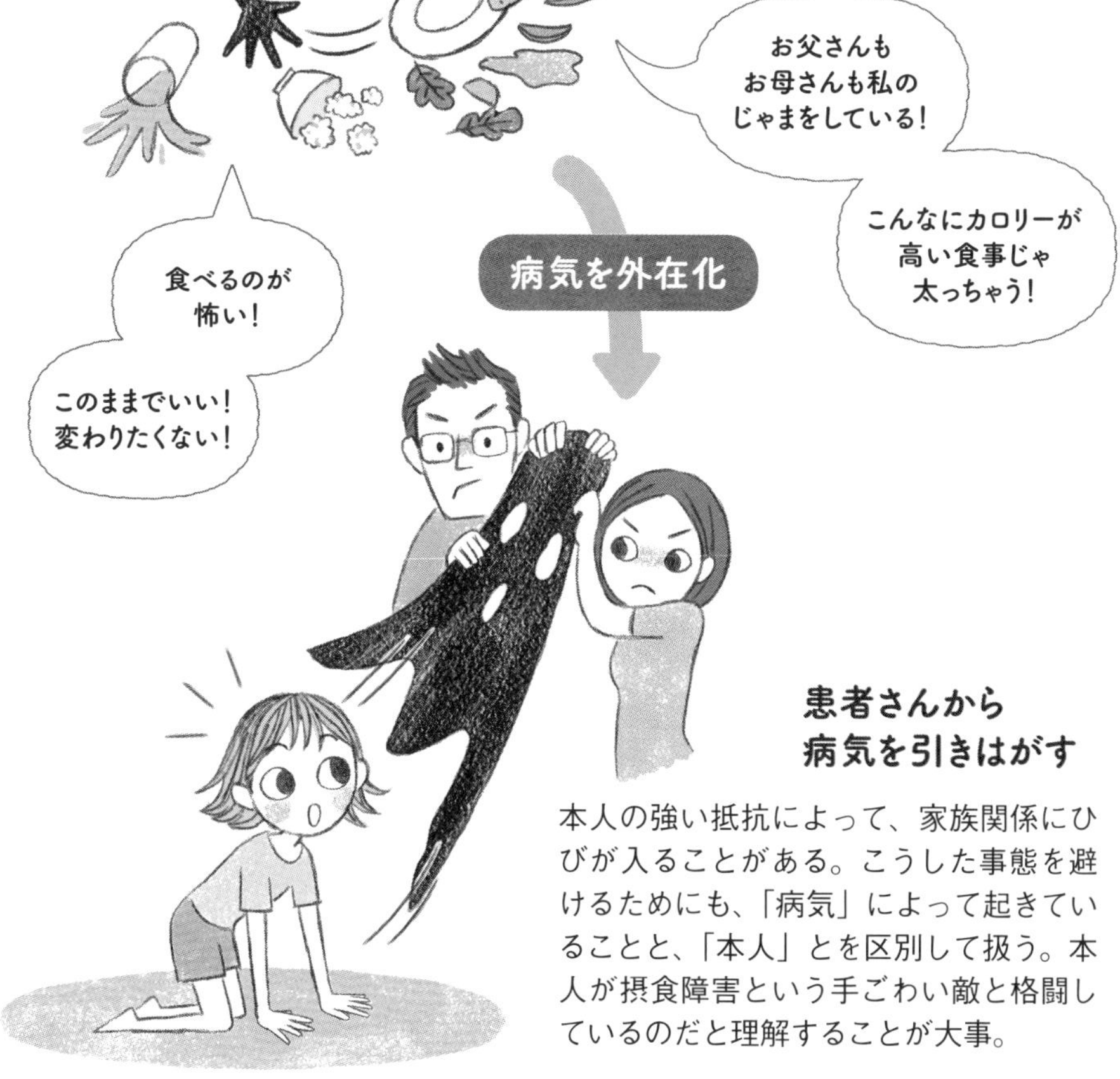
お父さんも
お母さんも私の
じゃまをしている！
こんなにカロリーが
高い食事じゃ
太っちゃう！
食べるのが
怖い！
このままでいい！
変わりたくない！
病気を外在化

患者さんから病気を引きはがす

本人の強い抵抗によって、家族関係にひびが入ることがある。こうした事態を避けるためにも、「病気」によって起きていることと、「本人」とを区別して扱う。本人が摂食障害という手ごわい敵と格闘しているのだと理解することが大事。

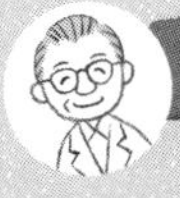

Doctor's VOICE

家族会に参加。人とつながることも助けになる

ベテラン家族が渦中の家族を支える

獨協医科大学埼玉医療センター子どものこころ診療センターには、「さくらんぼの会」という摂食障害の親御さんの会があります。治療初期のご家族が半年間参加します。その間、月1回摂食障害に関する心理教育と、参加者のご家族が抱いている問題点を抽出したワークショップを行っています。

この会は、医師と心理士が運営していて、20年前に患者さんだった方のご家族もサポーターとして参加してくれています（ベテランのご家族も「さくらの会」に所属されています）。貴重な体験やアドバイスは、発症直前のご家族には心強く、不安解消に役立っています。

専門家が携わる会を選ぶ

摂食障害の家族会や患者さんの会では医療機関や保健所などの専門施設が運営するサポートグループと、家族や患者さん自身が運営する自助グループとがあります。自助グループであってもなんらかの形で専門家が携わるグループがよいでしょう。最近ではオンライン上で情報交換するサイトもあります。

活動内容はグループにより異なりますが、周囲と交流することで孤独感がやわらぎ、心が軽くなるでしょう。

ただ、もともと対人関係が苦手な人はこうした参加がストレスになってしまうことも。少しでも違和感があったら、主治医に相談してみましょう。

全国の摂食障害家族会

摂食障害の理解とサポートのために
家族・支援者のための情報サイト　URL　https://eatfam.com/

＊リストは2012年実施の「摂食障害の家族会の全国調査」及び2020年の再調査をもとにしている。参加の際は、事前の情報収集と問い合わせを行い、自身で判断すること。一部（自助）とあるものは、摂食障害の家族、当事者が運営する自助グループ。

おわりに

摂食障害の治療中は、長くつらい闘いがつづきます。そんなときは摂食障害が、幼い頃から「いい子」でがんばってきたわが子の、はじめての自己主張だった、と考えてみてはどうでしょう。声にならないわが子の主張を受け止め、もう一度子どもの気持ちにより添い味方になってください。このようにして、病気を乗り越えたご家族はたくさんいます。

摂食障害は必ず治せる病気です。ご家族だけでなんとかしようとせず、お子さんと一緒に受診してみてください。お子さんはひとりではありません。医療関係者や教育関係者などと連携し、治療にとり組んでいきましょう。

最後に、本書の執筆に際し、家族会などの情報をご教示いただいた一般社団法人日本摂食障害協会理事長鈴木眞理先生、参与小原千郷先生に感謝申し上げます。

本書は、私の在籍する子どものこころ診療センターの全スタッフのノウハウが詰まっています。とくにセンター発足当初、病棟の摂食障害の患者さんをひとりで受けもち、入院プログラムを完成させた大谷良子先生の力なくして、現在の治療体制は確立できませんでした。「さくらんぼの会」代表竹内雅代さんの助言も家族支援に欠かせません。また、30年以上心理士のご指導をいただいたルーテル学院大学教授田副真美先生、同志ともいえる小児科医、心理士、看護師、栄養士、小児リハビリテーションスタッフ、医療ソーシャルワーカー、医療クラーク等、当センターの運営スタッフの努力に支えられ今日があると確信しています。心より深謝いたします。

作田亮一（さくた・りょういち）

獨協医科大学特任教授。

獨協医科大学埼玉医療センター子どものこころ診療センター長。

1956年東京生まれ。1982年日本大学医学部卒業。日本大学板橋病院小児科で小児神経学を学び、1991年国立精神・神経医療研究センター神経研究所研究員を経て1993年獨協医科大学越谷病院小児科講師、1999年同大学助教授。2002年トロント小児病院神経病理学リサーチフェロー。2009年獨協医科大学越谷病院子どものこころ診療センター長・教授。2017年獨協医科大学埼玉医療センターに名称変更。2022年現職。

小児科専門医。小児神経専門医。子どものこころ専門医。日本小児科学会代議員、日本小児心身医学会理事、日本摂食障害学会理事、日本摂食障害協会理事。監修書に『10代のための もしかして摂食障害？ と思った時に読む本』（合同出版）、『わかって私のハンディキャップ3 摂食しょうがい 食べるのがこわい』（大月書店）『親子で成長！ 気になる子どものSST実践ガイド』（金剛出版）、『発達障害いきいきサポート』（冨山房インターナショナル）など。

［参考資料］

『DSM-5 -TR 精神疾患の診断・統計マニュアル』髙橋三郎・大野裕　監訳（医学書院）

『摂食障害治療ガイドライン』日本摂食障害学会　監修（医学書院）

『小児心身医学会ガイドライン集 改訂第2版』日本小児心身医学会　編集（南江堂）

『家族の力で拒食を乗り越える 神経性やせ症の家族療法ガイド』
マリア・ガンシー 著、井口敏之・岡田 あゆみ・荻原 かおり　監修・監訳（星和書店）

『家族をベースとする治療 神経性やせ症治療マニュアル　第2版』ジェームズ・ロック、ダニエル・グランジ著、永田利彦　監訳（金剛出版）

「摂食障害情報ポータルサイト（一般の方）」URL　https://edportal.jp/

心のお医者さんに聞いてみよう
「摂食障害《せっしょくしょうがい》」からわが子《こ》を救《すく》う本《ほん》
正しい理解と回復への方法

2023年11月30日　初版発行

監修者・・・・・・・・作田 亮 一《さくた りょういち》
発行者・・・・・・・・塚田太郎
発行所・・・・・・・・株式会社大和出版
東京都文京区音羽1-26-11　〒112-0013
電話　営業部03-5978-8121 ／編集部03-5978-8131
http://www.daiwashuppan.com
印刷所・・・・信毎書籍印刷株式会社
製本所・・・・株式会社積信堂

ISBN978-4-8047-6419-1